Angewandte Psychologie Kompakt

Reihenherausgeber: Peter Michael Bak, FB Wirtschaft & Medien, Hochschule Fresenius, Köln, Deutschland

Georg Felser, FB Wirtschaftswissenschaften, Hochschule Harz, Wernigerode, Deutschland

Christian Fichter, Institut für Wirtschaftspsychologie, Kalaidos Fachhochschule, Zürich, Schweiz

Die Lehrbuchreihe „Angewandte Psychologie Kompakt" ist in einzigartiger Weise anwendungsorientiert. Sie ist vor allem konzipiert für Studierende und Lehrende der Psychologie und angrenzender Disziplinen, die Grundlegendes in kompakter, übersichtlicher und praxisnaher Form verstehen wollen.
Jeder Band bietet eine ideale Vorbereitung für Vorlesungen, Seminare und Prüfungen:
1. Die Bücher bieten einen ebenso fundierten wie angenehm lesbaren Überblick über die wichtigsten psychologischen Theorien und Konzepte.
2. Durch sorgfältige Didaktik, Klausurfragen, digitale Zusatzmaterialien und Zusammenfassungen wird die Prüfungsvorbereitung wesentlich erleichtert.
3. Einzigartig sind die zahlreichen Anwendungsbeispiele, die das Verständnis für grundlegende psychologische Zusammenhänge und deren Erscheinungsformen in der Praxis fördern und leichter im Gedächtnis verankern.
Besseres Verständnis in der Lehre und für die Anwendung:
Die Lehrbuchreihe bietet eine perfekte Einführung für das Studium mit starkem Anwendungsbezug. Durch die lebendige und praxisnahe Vermittlung des Lernstoffs wird nicht nur Fachwissen erworben, sondern auch die Lust geweckt, das Gelernte in verschiedenen Kontexten anzuwenden.
Herausgegeben von
Prof. Dr. Peter Michael Bak - Hochschule Fresenius
Prof. Dr. Georg Felser - Hochschule-Harz
Prof. Dr. Christian Fichter - Kalaidos Fachhochschule

Peter Michael Bak

Gesundheits-
psychologie

Eine Einführung – kompakt, prägnant und anwendungsorientiert

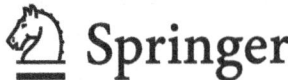

Peter Michael Bak
Psychology School
Hochschule Fresenius
Köln, Deutschland

Zusätzliches Material zu diesem Buch finden Sie auf http://www.lehrbuch-psychologie.springer.com

ISSN 2662-4451　　　　　　ISSN 2662-446X　(electronic)
Angewandte Psychologie Kompakt
ISBN 978-3-662-67180-1　　ISBN 978-3-662-67181-8　(eBook)
https://doi.org/10.1007/978-3-662-67181-8

Die Deutsche Nationalbibliothek verzeichnet diese Publikation in der Deutschen Nationalbibliografie; detaillierte bibliografische Daten sind im Internet über https://portal.dnb.de abrufbar.

© Der/die Herausgeber bzw. der/die Autor(en), exklusiv lizenziert an Springer-Verlag GmbH, DE, ein Teil von Springer Nature 2023
Das Werk einschließlich aller seiner Teile ist urheberrechtlich geschützt. Jede Verwertung, die nicht ausdrücklich vom Urheberrechtsgesetz zugelassen ist, bedarf der vorherigen Zustimmung des Verlags. Das gilt insbesondere für Vervielfältigungen, Bearbeitungen, Übersetzungen, Mikroverfilmungen und die Einspeicherung und Verarbeitung in elektronischen Systemen.
Die Wiedergabe von allgemein beschreibenden Bezeichnungen, Marken, Unternehmensnamen etc. in diesem Werk bedeutet nicht, dass diese frei durch jedermann benutzt werden dürfen. Die Berechtigung zur Benutzung unterliegt, auch ohne gesonderten Hinweis hierzu, den Regeln des Markenrechts. Die Rechte des jeweiligen Zeicheninhabers sind zu beachten.
Der Verlag, die Autoren und die Herausgeber gehen davon aus, dass die Angaben und Informationen in diesem Werk zum Zeitpunkt der Veröffentlichung vollständig und korrekt sind. Weder der Verlag noch die Autoren oder die Herausgeber übernehmen, ausdrücklich oder implizit, Gewähr für den Inhalt des Werkes, etwaige Fehler oder Äußerungen. Der Verlag bleibt im Hinblick auf geografische Zuordnungen und Gebietsbezeichnungen in veröffentlichten Karten und Institutionsadressen neutral.

Einbandabbildung: © [M] venimo / stock.adobe.com

Planung/Lektorat: Marion Krämer
Springer ist ein Imprint der eingetragenen Gesellschaft Springer-Verlag GmbH, DE und ist ein Teil von Springer Nature.
Die Anschrift der Gesellschaft ist: Heidelberger Platz 3, 14197 Berlin, Germany

Das Papier dieses Produkts ist recyclebar.

Ihr Bonus als Käufer dieses Buches

Als Käufer dieses Buches können Sie kostenlos unsere Flashcard-App „SN Flashcards" mit Fragen zur Wissensüberprüfung und zum Lernen von Buchinhalten nutzen. Für die Nutzung folgen Sie bitte den folgenden Anweisungen:

1. Gehen Sie auf **https://flashcards.springernature.com/login**
2. Erstellen Sie ein Benutzerkonto, indem Sie Ihre Mailadresse angeben und ein Passwort vergeben.
3. Verwenden Sie den Link aus einem der ersten Kapitel um Zugang zu Ihrem SN Flashcards Set zu erhalten.

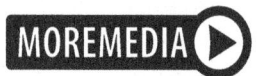

Ihr persönlicher SN Flashards Link befindet sich innerhalb der ersten Kapitel.

Sollte der Link fehlen oder nicht funktionieren, senden Sie uns bitte eine E-Mail mit dem Betreff **„SN Flashcards"** und dem Buchtitel an **customerservice@springernature.com**.

Vorwort

Als ich noch ein kleines Kind war, hörte ich häufig von meiner Großmutter oder anderen älteren Menschen, dass das Wichtigste im Leben doch die Gesundheit sei. Ich konnte mit diesem Satz ehrlich gesagt nicht viel anfangen, weil ich mir gar nicht vorstellen konnte, was Gesundheit überhaupt ist und wie ein anderer Zustand als der, in dem ich mich befand, aussehen könnte. Zum Glück war ich gesund und es sah auch nicht danach aus, dass sich daran etwas ändern könnte. Viele Jahre später hat dieser Satz eine ganz andere Bedeutung erhalten. Seither habe ich einiges an Krankheiten erlebt, selbst und bei anderen. Viele davon waren einfacher Natur, eine Grippe hier, Allergien da. Einige davon waren schwerwiegend: Krebs, Herzinfarkte, Burnouts oder Depressionen. Heute – und erst recht nach über 3 Jahren Corona-Pandemie – weiß ich, dass Gesundheit keine Selbstverständlichkeit ist, sondern ein kostbares Gut, bei dem es sich lohnt, darauf aufzupassen und danach zu fragen, wie wir sie erreichen und behalten können. Nicht immer liegt es allein in unserer Hand. Viele Faktoren bestimmen, ob wir krank werden oder gesund bleiben. Dennoch, es gibt viele Wege, uns um unsere Gesundheit zu kümmern, sie nicht zu gefährden und sie zu erhalten. Wir können in Bewegung bleiben, physisch und psychisch, uns gesund ernähren, Freundschaften pflegen und einer sinnvollen Tätigkeit nachgehen, um nur einige Möglichkeiten aufzuzählen. Und Freude haben, an der Natur, an Kultur, mit seinem Partner, seinen Kindern und z. B. auch bei der Beschäftigung mit interessanten und spannenden Themen. Ein solches Thema ist die Gesundheitspsychologie. Sie ist spannend, weil sie zum einen unmittelbare Relevanz für uns selbst besitzt und zum anderen viele psychologische Konzepte in sich vereint, die die Gesundheitspsychologie zu einem Paradebeispiel für das Zusammenspiel von Theorie und Praxis machen. Überdies stoßen wir bei der Beschäftigung mit dem Thema Gesundheit bzw. Krankheit immer wieder auf sehr grundlegende Fragen über unsere Existenz, unsere Gesellschaft und unser Fach Psychologie, deren Beantwortung alles andere als einfach ist und uns immer wieder herausfordert, die mich aber immer wieder fesseln und anregen. Ich hoffe, dass sich meine Begeisterung für die Psychologie allgemein und die Gesundheitspsychologie im Speziellen ihren Weg zu Ihnen, geschätzte Leserin, geschätzter Leser, bahnt, sodass Sie, wie ich, nicht nur eine Menge für Ihr Studium oder Ihren Beruf mitnehmen können, sondern auch Freude an der Auseinandersetzung mit den hier vorgestellten Themen und Fragestellungen haben werden.

Auch möchte ich es nicht versäumen, meinen geschätzten und lieben Kollegen und Mitherausgebern Prof. Dr. Georg Felser und Prof. Dr. Christian Fichter ganz herzlich für die tolle Zusammenarbeit und die vielen wertvollen Hinweise und Beiträge zu diesem Lehrbuch zu danken. Georg Felsers Ideen insbesondere bei der Definition des Gesundheitsbegriffes – Stichwort alltagssprachliche Verwendung – und der Hinweis auf literarische Vorlagen beim Thema Krankheit und deren Bedeutung in der Romantik waren sehr anregend und mir sehr hilfreich. Christian Fichter danke ich zudem für seine akribische Korrektur und dafür, dass er mich durch seine fortwährende Wertschätzung dauermotiviert.

Peter Michael Bak
Saarbrücken und Vallecchia
April 2023

Lernmaterialien zum Lehrbuch *Gesundheitspsychologie* im Internet – www.lehrbuch-psychologie.springer.com

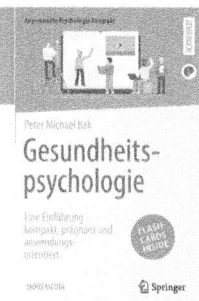

- Das Lerncenter: Zum Lernen, Üben, Verfiefen und Selbsttesten
- Kapitelzusammenfassungen: Das steckt drinim Lehrbuch
- Leseprobe
- Foliensätze und Abbildungenfür Dozentinnen und Dozenten zum Download

Weitere Websites unter ▶ www.lehrbuch-psychologie.springer.com

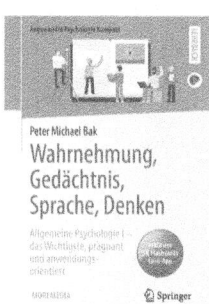

- Karteikarten: Prüfen Sie Ihr Wissen
- Glossar mit zahlreichen Fachbegriffen
- Verständnisfragen und Antworten
- Zusammenfassungen aller Buchkapitel
- Foliensätze sowie Tabellen und Abbildungen für Dozentinnen und Dozenten zum Download

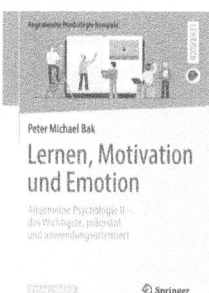

- Karteikarten: Prüfen Sie Ihr Wissen
- Glossar mit zahlreichen Fachbegriffen
- Verständnisfragen und Antworten
- Zusammenfassungen aller Buchkapitel
- Foliensätze sowie Tabellen und Abbildungen für Dozentinnen und Dozenten zum Download

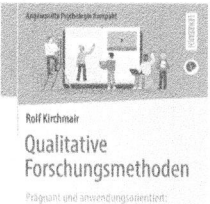

- Karteikarten: Prüfen Sie Ihr Wissen
- Glossar mit zahlreichen Fachbegriffen
- Verständnisfragen und Antworten
- Zusammenfassungen aller Buchkapitel
- Foliensätze sowie Tabellen und Abbildungen für Dozentinnen und Dozenten zum Download

Inhaltsverzeichnis

1	**Das Fach Gesundheitspsychologie**	1
1.1	Gesundheit in Deutschland	2
1.2	Was ist Gesundheitspsychologie?	6
1.3	Ziele und Aufgaben der Gesundheitspsychologie	7
1.4	Abgrenzung der Gesundheitspsychologie	8
1.5	Inhalt und Aufbau des Buches	9
	Literatur	11
2	**Gesundheit und Krankheit**	13
2.1	Was ist Krankheit?	16
2.2	Das biopsychosoziale Modell	20
2.3	Was ist Gesundheit?	22
2.4	Subjektive Krankheits- und Gesundheitstheorien	24
2.5	Begriffsklärungen	26
	Literatur	29
3	**Was uns krank macht**	33
3.1	Stress als körperlicher Zustand	36
3.2	Psychischer Stress	38
3.2.1	Transaktionale Stresstheorie	38
3.2.2	Primäre und sekundäre Kontrolle	43
3.2.3	Modell der Ressourcenerhaltung	44
3.3	Sozialstruktureller Stress	45
3.4	Kritische Lebensereignisse und tägliche Belastungen	46
3.4.1	Kritische Lebensereignisse	47
3.4.2	Alltägliche Belastungen	48
3.5	Persönlichkeit und Krankheit	49
3.6	Sozial-materielle Faktoren	51
3.7	Motivationale Faktoren	54
	Literatur	57
4	**Was uns gesund macht**	61
4.1	Salutogenese	63
4.1.1	Kohärenzgefühl	64
4.1.2	Empirische Erfassung des Kohärenzgefühls	65
4.2	Positive Psychologie	67
4.2.1	Das Feld der Positiven Psychologie	68
4.2.2	Flourishing	68
4.2.3	Kritik an der Positiven Psychologie	72
4.3	Glück, Wohlergehen und Gesundheit	75
	Literatur	77

5	**Modelle des Gesundheitsverhaltens**	81
5.1	Kontinuierliche Modelle des Gesundheitsverhaltens	83
5.1.1	Modell gesundheitlicher Überzeugungen	84
5.1.2	Theorie der Schutzmotivation	85
5.1.3	Theorie des geplanten Verhaltens	87
5.2	Dynamische Stadienmodelle des Gesundheitsverhaltens	89
5.2.1	Sozial-kognitives Prozessmodell gesundheitlichen Handelns	89
5.2.2	Transtheoretisches Modell der Verhaltensänderung	91
5.3	Erweitertes Motivationsmodell	94
	Literatur	99
6	**Prävention und Gesundheitsförderung**	103
6.1	Risikofaktoren und Schutzfaktoren	104
6.2	Arten der Prävention	107
6.2.1	Primäre, sekundäre und tertiäre Prävention	107
6.2.2	Verhaltens- und Verhältnisprävention	108
6.2.3	Zielgruppenspezifische Prävention	110
6.2.4	Wirkebenen der Prävention	110
6.3	Gesundheitsförderung	110
6.3.1	Empowerment	112
6.3.2	Gesundheitskompetenz	113
6.4	Gesundheitskommunikation	115
	Literatur	119
7	**Betriebliche Gesundheitsförderung**	121
7.1	Ebenen der betrieblichen Gesundheitsförderung	124
7.2	Psychische Belastungen am Arbeitsplatz	125
7.3	Arbeitsbezogene Ressourcen	125
7.4	Arbeitspsychologische Stressmodelle	126
7.4.1	Person-Umwelt-Fit	126
7.4.2	Anstrengungs-Erholungs-Modell	126
7.4.3	Berufliche Gratifikationskrisen	127
7.4.4	Anforderungs-Kontroll-Modell	127
7.4.5	Das Tätigkeits-Anforderungs-Ressourcen-Modell	128
7.5	Schritte zur Umsetzung betrieblicher Gesundheitsförderung	128
	Literatur	130
8	**Epilog: Vom Krankheitsstigma zum Gesundheitsdiktat?**	133
8.1	Krankheit und Gesundheit als Machtinstrumente?	134
8.2	Tyrannei des Positiven?	138
8.3	Wohlbefinden und Gesundheit als Lebenskompetenz?	141
8.4	Zum Schluss	142
	Literatur	144

Das Fach Gesundheitspsychologie

Inhaltsverzeichnis

1.1 Gesundheit in Deutschland – 2

1.2 Was ist Gesundheitspsychologie? – 6

1.3 Ziele und Aufgaben der Gesundheitspsychologie – 7

1.4 Abgrenzung der Gesundheitspsychologie – 8

1.5 Inhalt und Aufbau des Buches – 9

Literatur – 11

© Der/die Autor(en), exklusiv lizenziert an Springer-Verlag GmbH, DE, ein Teil von Springer Nature 2023
P. M. Bak, *Gesundheitspsychologie*, Angewandte Psychologie Kompakt,
https://doi.org/10.1007/978-3-662-67181-8_1

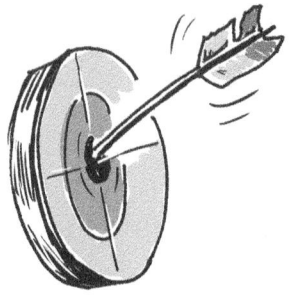

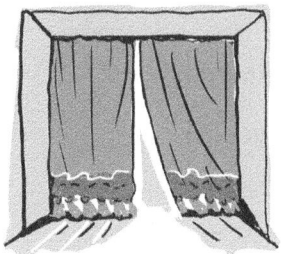

Lernziele

Die allgemeine aktuelle gesundheitliche Situation in Deutschland einschätzen können
- Die Relevanz der Gesundheitspsychologie verstehen
- Die Gesundheitspsychologie als Fach einordnen können
- Die Gesundheitspsychologie gegenüber anderen Disziplinen abgrenzen können
- Ziele der Gesundheitspsychologie kennen

Einführung

Haben Sie sich heute schon gefragt, was Sie für Ihre Gesundheit tun können? Viele Menschen entdecken den Wert von Gesundheit erst dann, wenn sie sich gesundheitlich beeinträchtigt fühlen, krank sind oder wenn sie von anderen und deren schlechtem Gesundheitszustand erfahren. Sieht man von den Effekten der COVID-Pandemie der Jahre 2020 bis 2022 ab, in denen wir uns täglich mit Krankenstandsmeldungen konfrontiert sahen, ist Gesundheit für viele von uns so lange eine Selbstverständlichkeit, solange wir gesund sind. Anders formuliert: „Gesundheit ist im Alltag kein Thema. Ihr Vorhandensein zeichnet sich gerade durch eine relative Selbstvergessenheit aus" (Bengel & Belz-Merk, 1997, S. 33). Es braucht jedoch nicht viel Nachdenken, um festzustellen, dass Gesundheit alles andere als selbstverständlich ist. Jeder von uns kennt Menschen, die plötzlich krank geworden sind, auch schwer krank, vielleicht sogar an ihrer Krankheit gestorben sind. Und auch die Medien und der öffentliche Raum sind voll mit Gesundheits- und Krankheitsthemen, angefangen von den beliebten Arztserien im Fernsehen bis hin zu Talk-Shows, Plakaten, Warntafeln, in denen uns Begriffe wie Zivilisationskrankheiten, Übergewicht, Rückenschmerzen, Alkohol- und Tabakmissbrauch, Stress, Burnout oder Depressionen begegnen. Möglicherweise wiegen wir uns also mit unserem Gesundheitsgefühl in falscher Sicherheit. Darauf deuten auch Zahlen zum aktuellen Gesundheitsstand in Deutschland hin. Gesundheit bzw. Krankheit, so wird schnell deutlich, sind Themen, die uns alle betreffen.

1.1 Gesundheit in Deutschland

Gesundheit und Gesundheitseinschätzungen können von Land zu Land beträchtlich variieren (RKI, 2012). Gründe dafür können in faktischen Gesundheitsunterschieden liegen, aber auch in unterschiedlichen Erfassungsarten und Datenbeständen. Es würde daher den Rahmen dieser Einführung sprengen, wenn wir im Folgenden länderspezifische Angaben machen würden, weswegen wir uns auf Zahlen aus Deutschland konzentrieren werden. Für viele Gesundheitsindikatoren gilt aber zumindest, dass sie für Deutschland, Österreich und die Schweiz zwar nicht identisch, aber doch relativ vergleichbar sind.

Wie steht es also um die Gesundheit in Deutschland? Mit der DEGS, der Studie zur Gesundheit Erwachsener in Deutschland des Robert Koch-Instituts und der ersten Erhebungswelle mit über 8000 Personen im Alter zwischen 18 bis 79 in den Jahren 2008–2011, ergänzt um die Daten aus der Studie zur Gesundheit von Kindern und Jugendlichen in Deutschland (KiGGS), liegt erstmals ein umfassendes Bild der Gesundheits- bzw. Krankheitslage in Deutschland vor (Robert Koch-Institut, 2015). Daraus einige Erkenntnisse:

- Im Erhebungszeitraum litten etwa 7 % der Frauen und 10 % der Männer an einer koronaren Herzkrankheit.
- Im Jahr 2011 erkrankten etwa 230.000 Frauen und 260.000 Männer an Krebs.
- Etwa 25 % der Frauen und 17 % der Männer litten unter chronischen Rückenschmerzen.
- Bei etwa 36 % der Frauen und 24 % der Männer wurde im Laufe ihres Lebens eine allergische Erkrankung diagnostiziert.
- Fast jeder Zehnte war von einer Depression betroffen, 13,1 % der Frauen und 6,4 % der Männer.
- 13,9 % der Frauen und 8,2 % der Männer berichteten über starke Belastung durch chronischen Stress.
- Bei 1,9 % der Frauen und 1,1 % der Männer wurde im vergangenen Berichtsjahr ein Burnout-Syndrom diagnostiziert.
- Als alkoholabhängig galten 2 % der Frauen und 5 % der Männer.
- 20 % der Kinder und Jugendlichen im Alter von 3 bis 17 Jahren gehörten der Risikogruppe für psychische Störungen an.
- 12 % der Frauen und 13 % der Männer hatten eine amtlich anerkannte Behinderung.

Auch Übergewicht stellt ein weiteres bedeutsames Gesundheitsrisiko dar. Nach Schienkewitz et al. (2022) sind aktuell 53,5 % der Erwachsenen in Deutschland übergewichtig, wobei Männer (60,5 %) häufiger betroffen sind als Frauen (46,6 %). Weitere 19 % der Bevölkerung sind derzeit adipös (starkes Übergewicht), Tendenz steigend. Zudem bewegen wir uns zu wenig. Manz et al. (2022) berichten, dass 16,7 % der Frauen und 22,3 % der Männer mehr als 8 h pro Tag sitzen, jüngere Menschen (18–29 Jahre) sogar deutlich häufiger als Ältere. Auch das Rauchen ist trotz intensiver Bemühungen und auch trotz großer Fortschritte der letzten Jahre weiterhin ein relevantes Thema in der Gesundheitsvorsorge. Daten aus den Jahren 2019 und 2022 belegen: 24,0 % der Frauen und 33,9 % der

Viele Gesundheitsprobleme

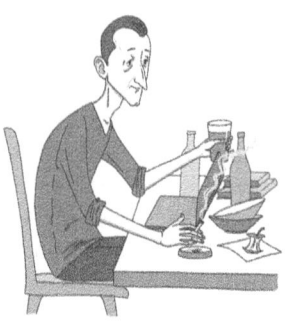

○ Abb. 1.1 So richtig gesund ist unser Lebenswandel häufig nicht. (© Katharyna Naegler)

Männer ab 18 Jahren rauchen in Deutschland, zumindest gelegentlich (Starker et al. 2022). Jüngere Menschen deutlich häufiger (○ Abb. 1.1).

Krankheit trifft uns alle – aber nicht in gleichem Maße. Im Gegenteil, (nicht nur) in Deutschland können wir eine gesundheitliche Ungleichheit beobachten. Für viele Gesundheits- bzw. Krankheitsindikatoren finden sich immer wieder bedeutsame Zusammenhänge mit dem Sozialstatus, stets zuungunsten der Menschen mit niedrigerem Status (Robert Koch-Institut, 2015). Das macht dann auch unmittelbar deutlich, dass Krankheit und Gesundheit nicht allein durch Unterschiede in körperlichen Funktionsweisen zu erklären sind, sondern Ergebnis von komplexen Wechselwirkungsprozessen sind, bei denen materielle, soziale, physiologische, psychologische und situative Faktoren eine Rolle spielen. Für uns einzelne wie für uns als Gesellschaft ist es daher von großer Bedeutsamkeit, sich mit gesundheitlichen Fragestellungen auseinanderzusetzen.

Gesundheitsungleichheit

Gesundheitliche Beeinträchtigungen und Krankheiten haben großen Einfluss auf unsere gesamte Lebenswirklichkeit. Sie tragen nicht nur zu erheblichen Problemen im Privatleben der Betroffenen bei, sondern betreffen Angehörige, Freunde und Arbeitskollegen und haben Auswirkungen auf Unternehmenserfolge und -misserfolge, etwa weil durch krankheitsbedingt fehlende Mitarbeiter und Mitarbeiterinnen wertvolles Know-how unzugänglich bleibt und viele Ressourcen durch Reorganisationsmaßnahmen gebunden werden.

1.1 · Gesundheit in Deutschland

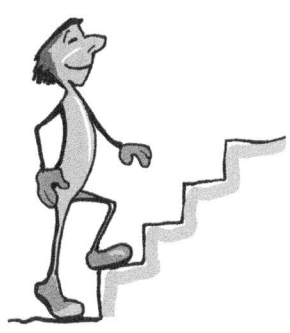

Wohlbefinden – Selbsttest

Wie steht es eigentlich um Ihr Wohlbefinden? Machen Sie den WHO-Test (zur teststatistischen Prüfung und Normierung der deutschen Version siehe Brähler et al., 2007). Beantworten Sie dazu folgende Fragen:

In den letzten zwei Wochen …

… war ich froh und guter Laune.	0	1	2	3	4	5
… habe ich mich ruhig und entspannt gefühlt.	0	1	2	3	4	5
… habe ich mich energisch und aktiv gefühlt.	0	1	2	3	4	5
… habe ich mich beim Aufwachen frisch und ausgeruht gefühlt.	0	1	2	3	4	5
… war mein Alltag voller Dinge, die mich interessieren.	0	1	2	3	4	5

Auswertung: Geben Sie für jede Frage jeweils an: zu keinem Zeitpunkt (0); ab und zu (1); weniger als die Hälfte (2); mehr als die Hälfte (3); meistens (4); die ganze Zeit (5).

Der Rohwert kommt durch einfaches Addieren der Antworten zustande. Der Rohwert erstreckt sich von 0 bis 25, wobei 0 das geringste Wohlbefinden/die niedrigste Lebensqualität und 25 größtes Wohlbefinden, höchste Lebensqualität bezeichnen. Den Prozentwert von 0–100 erhält man durch Multiplikation mit 4. Der Prozentwert 0 bezeichnet das schlechteste Befinden, 100 das beste.

Krankheiten und gesundheitliche Beeinträchtigungen verursachen darüber hinaus erhebliche volkswirtschaftliche Kosten, die es dann gemeinschaftlich zu tragen gilt. Die Bundesanstalt für Arbeitsschutz und Arbeitsmedizin beziffert die volkswirtschaftlichen Produktionsausfälle im Jahr 2020 auf insgesamt 87 Mrd. Euro (BAuA, 2022). Die meisten Krankheitsfehltage fallen dabei auf psychische Störungen, gefolgt von Erkrankungen des Muskel-Skelett-Systems und Krankheiten des Atmungssystems (Techniker Krankenkasse, 2020). Insgesamt verursachten Krankheiten und Gesundheitsprobleme in Deutschland Kosten in Höhe von 431,8 Mrd. Euro, Tendenz stark steigend (im Vergleich zu 2015 um 28 %; Statistische Bundesamt, 2022).

Krankheitskosten: 431 Mrd. Euro/Jahr

1.2 Was ist Gesundheitspsychologie?

Gesundheitspsychologie ist noch jung

Vor diesem Hintergrund ist es mehr als verwunderlich, dass sich die Psychologie noch gar nicht allzu lange systematisch mit dem Thema Gesundheit befasst. Gesundheit und Gesundheitsverhalten sind zwar schon lange Bestandteil insbesondere sozialpsychologischer Forschung, im Vordergrund v. a. auch der klinischen Psychologie standen allerdings eher Themen wie Krankheit, Prävention oder Rehabilitation. Gesundheit wurde eher indirekt betrachtet und einfach als die Abwesenheit von Krankheit adressiert. Erst 1978 kam es zur Gründung der *Division of Health Psychology* in der *American Psychological Association*. 1986 folgten die Gründung der *Division of Health Psychology* in der *British Psychological Society* und der *European Health Psychology Society* (EHPS). Erst 1992 entstand die Fachgruppe Gesundheitspsychologie in der Deutschen Gesellschaft für Psychologie (DGPs).

Was aber ist genau der Gegenstand der Gesundheitspsychologie? Gesundheitspsychologie beschäftigt sich allgemein mit dem Erleben und Verhalten in gesundheitlich relevanten Kontexten, d. h. es geht um Beschreibung, Erklärung, Vorhersage und Modifikation gesundheits- und krankheitsbezogener Erlebnis- und Verhaltensweisen.

Einstellung ≠ Handlung

Wir wollen also Bedingungen erkennen, die gesundheitsbezogene Verhaltensweisen (noch bevor eine Krankheit eintritt) beeinflussen, die aber auch den Umgang mit Risikofaktoren bzw. einer bereits bestehenden Erkrankung bestimmen und die für Verhaltensweisen im Nachgang einer Erkrankung oder im Sinne einer kontinuierlichen Krankheitsbegleitung verantwortlich sind. Aber das Wissen um Risikofaktoren bzw. Schutzfaktoren reicht nicht aus, damit wir uns auch entsprechend verhalten. Wir müssen auch die entsprechenden Mechanismen und Prozesse verstehen, die zwischen Wissen einerseits sowie Einstellungen und Handlungen andererseits vermitteln. Zudem geht es darum, die förderlichen und hinderlichen Umstände zu identifizieren, die für gesund machendes bzw. krank machendes Verhalten ausschlaggebend sind.

1.3 · Ziele und Aufgaben der Gesundheitspsychologie

> **Selbstreflexion: Analysieren Sie Ihre eigenen Schutz- und Risikofaktoren**
> Betrachten Sie Ihren Alltag, Ihr eigenes Studier- oder Arbeitsumfeld einmal genauer. Welche Bedingungen, Faktoren und Einflüsse können dabei positive oder negative Konsequenzen für Ihre Gesundheit haben? Wo sehen Sie potenzielle Risikofaktoren? Lassen sich die schädlichen Faktoren umgehen? Was wäre hilfreich und würde Sie und Ihre Gesundheit im Alltag unterstützen? Wo entdecken Sie Schutzfaktoren? Wie groß ist Ihr eigener Anteil an Ihrer Gesundheit? Was tun Sie für den Erhalt Ihrer Gesundheit? Durch welche Verhaltensweisen riskieren Sie Ihre Gesundheit?

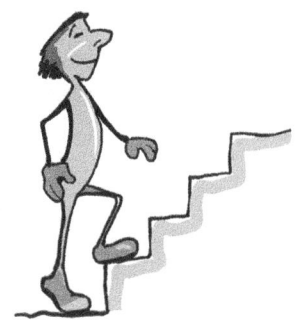

1.3 Ziele und Aufgaben der Gesundheitspsychologie

Das Spektrum gesundheitspsychologischer Themen ist groß. Dementsprechend ambitioniert sind auch die Ziele der Gesundheitspsychologie, nämlich „a) Förderung und Erhaltung der Gesundheit, b) Verhütung und Behandlung von Krankheiten, c) Bestimmung von Risikoverhaltensweisen, d) Diagnose und Ursachenbestimmung von gesundheitlichen Störungen, e) Rehabilitation und f) Verbesserung des Systems gesundheitlicher Versorgung" (Schwarzer, 1997, S. V).

Um diese Aufgaben zu erfüllen, nutzt die Gesundheitspsychologie schwerpunktmäßig die Erkenntnisse von Grundlagenfächern wie Emotionspsychologie (Wie geht es uns?), Motivationspsychologie (Was treibt uns an oder was hindert uns am gesunden/risikoreichen Verhalten?), Kommunikationspsychologie (Wie kann ich Menschen vom gesunden Verhalten überzeugen?), Persönlichkeitspsychologie (Welche Persönlichkeitsmerkmale sind mit gesundheitsbezogenen bzw. krankheitsbezogenen Erlebnissen und Verhaltensweisen assoziiert?) und Sozialpsychologie (Wie kann ich Menschen zu gesundheitsbezogenen Verhaltensweisen bewegen bzw. wie beeinflussen andere Menschen uns dabei?) und entwickelt dort entstandene Theorien und Konzepte eigenständig weiter. Darüber hinaus kann zwischen theoretischer Gesundheitspsychologie und angewandter Gesundheitspsychologie unterschieden werden, wobei erstere sich um die Grundlagenforschung und Theorieentwicklung kümmert und letztere sich der praktischen Umsetzung, der Nützlichkeitsbewertung und Prüfung des Grundlagenwissens widmet (vgl. Brinkmann, 2014).

Grundlagenforschung und Praxiswissen

1.4 Abgrenzung der Gesundheitspsychologie

Gesundheitspsychologie ist interdisziplinär

Die Gesundheitspsychologie hat viele Berührungspunkte mit anderen Wissenschaften wie etwa Medizin, Psychiatrie, Soziologie, Soziale Arbeit und nicht zuletzt klinische Psychologie. Während die Soziale Arbeit als angewandte Wissenschaft konkret versucht, soziale Probleme, die mit Krankheit assoziiert sein können, zu lösen, haben Medizin und Psychiatrie ihren Schwerpunkt auf der Erkennung, Vorbeugung und Behandlung von (körperlichen) Krankheiten. Ähnlich konzentriert sich auch die klinische Psychologie darauf, Erklärungen, Beschreibungen und Modifikationen von Erleben und Verhalten im Zusammenhang mit außergewöhnlichem Leid und starken Funktionsbeeinträchtigungen zu entwickeln, sich generell also um theoretische Erklärungen und den praktischen Zugang zu psychischen Störungen zu bemühen (vgl. Berking & Rief, 2012). Die Gesundheitspsychologie hat nicht nur einen anderen Fokus, weg von der ausschließlichen Betrachtung von Krankheiten und hin zu einer umfassenderen Perspektive, die eben auch die Gesundheit und unser Gesundheitsverhalten berücksichtigt, sondern liefert auch wichtige Erkenntnisse für gesundheitsorientiertes, praktisches Handeln in ganz unterschiedlichen Kontexten. So können zum einen Individuen von gesundheitspsychologischen Erkenntnissen, z. B. zum Thema Stress, profitieren. Zum anderen können auch öffentliche und private Entscheidungsträger in Politik und Wirtschaft auf Erkenntnisse der Gesundheitspsychologie zurückgreifen, wenn es darum geht, Arbeits- und Lebensbedingungen so positiv zu beeinflussen, dass Menschen gesund machende soziale Situationen vorfinden (z. B. ohne gesellschaftliche Ausgrenzung) und dass sie auch in Arbeitskontexten gesund bleiben (z. B. durch die Gestaltung von entsprechenden Arbeitsabläufen und -strukturen). Die Gesundheitspsychologie ist daher auch für die Arbeits- und Organisationspsychologie interessant, die sich mit Auswirkungen von organisationalen Prozessen und Strukturen auf unser Erleben und Verhalten beschäftigt und dabei immer wieder mit Themen wie Arbeitsbelastungen, Überforderung oder Stress konfrontiert wird.

Weiterführende Internetadressen

Zum Thema Gesundheit gibt es insbesondere auch im Internet zahlreiche Möglichkeiten, sich weitergehend zu informieren. Hier eine kleine Zusammenstellung nützlicher Internetadressen:
- Beauftragter der Bundesregierung für Sucht- und Drogenfragen, ▶ www.bundesdrogenbeauftragter.de
- Bundesministerium für Gesundheit, ▶ www.bundesgesundheitsministerium.de
- Bundesanstalt für Arbeitsschutz und Arbeitsmedizin (BAuA), ▶ www.baua.de
- Bundeszentrale für gesundheitliche Aufklärung (BzgA), ▶ www.bzga.de
- Deutsche Gesellschaft für Ernährung e. V., ▶ www.dge.de
- Fachgruppe Gesundheitspsychologie in der Deutschen Gesellschaft für Psychologie, ▶ www.gesundheitspsychologie.net
- Robert Koch-Institut (zentrale Einrichtung der Bundesregierung auf dem Gebiet der Krankheitsüberwachung und -prävention), ▶ www.rki.de

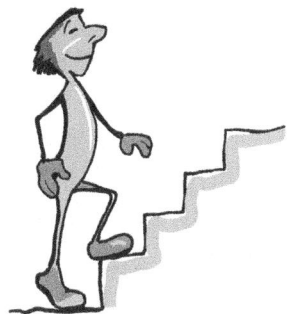

1.5 Inhalt und Aufbau des Buches

Auch wenn die Gesundheitspsychologie noch gar nicht so alt ist, gibt es mittlerweile zahlreiche Bücher zum Themenumfeld der Gesundheitspsychologie. Der vorliegende Band unternimmt daher auch nicht den Versuch, das Thema in seiner ganzen Breite und Tiefe darstellen zu wollen. Vielmehr geht es darum, Studierenden der Psychologie und verwandter Disziplinen einen schnellen und anwendungsorientierten Überblick über das Fach Gesundheitspsychologie zu vermitteln und die wichtigsten Themen, Theorien und Konzepte vorzustellen. Dazu werden wir uns im Folgenden (▶ Kap. 2) zunächst den Themen Gesundheit und Krankheit widmen, die die Grundlage für die weiteren Ausführungen darstellen und die es zunächst voneinander abzugrenzen gilt. Anschließend geht es um die Fragen, was uns eigentlich krank bzw. gesund macht. Dabei werden wir mit Stress einen bedeutsamen Risikofaktor für unsere Gesundheit kennenlernen (▶ Kap. 3). ▶ Kap. 4 widmet sich dagegen der Salutogenese und Positiven Psychologie. Wir werden uns dabei mit wirksamen Schutz- und Gesundheitsfaktoren auseinandersetzen. Es folgt die Beschäftigung mit verschiedenen Modellen, die zur Vorhersage gesundheitsorientierten Verhaltens genutzt werden (▶ Kap. 5). In ▶ Kap. 6 wiederum steht das Thema Prävention und Gesundheitsförderung im Fokus, also die Frage danach, was wir bereits im Vorfeld (oder während) einer Erkrankung tun können, um diese zu vermeiden bzw. negative Konsequenzen zu reduzieren. Es schließt sich die Betrachtung der Betrieblichen Gesundheitsförderung an (▶ Kap. 7). Dabei handelt es sich um einen sehr wichtigen Anwendungsbereich der Gesundheitspsychologie, dessen Ziel es ist, Maßnahmen dafür zu ergreifen, dass uns unser Arbeitsumfeld nicht krank macht, sondern im Gegenteil Faktoren zu identifizieren, die auch die Arbeit zu einem Gesundheitsgewinn machen können. Beenden wollen wir diese Einführung in die Gesundheitspsychologie mit einer etwas weitergehenden Reflexion zu den Themen Gesundheit und Krankheit (▶ Kap. 8), in der wir einige Konzepte und Ansätze, die wir bis dahin kennengelernt haben werden, einer kritischen Betrachtung unterziehen möchten. Bleibt noch anzumerken, dass jedes Kapitel endet, wie Sie es von der Buchreihe Angewandte Psychologie Kompakt gewohnt sind: mit einer Zusammenfassung und Reflexionsfragen, die man für sich selbst oder in didaktischen Zusammenhängen nutzen kann. Auch lade ich Sie ein, bei dem ein oder anderen Selbsttest mitzumachen und die Gesundheitspsychologie auch ganz konkret in Form der Selbstreflexion kennenzulernen. Zudem können Sie kostenlos die Flashcard-App „SN Flashcards" mit Fragen zur Wissensüberprüfung und zum Lernen der Buchinhalten nutzen. Für die Nutzung folgen Sie bitte den folgenden Anweisungen:

1. Gehen Sie auf ▶ https://flashcards.springernature.com/login
2. Erstellen Sie ein Benutzerkonto, indem Sie Ihre Mailadresse angeben und ein Passwort vergeben.
3. Verwenden Sie den folgenden Link, um Zugang zu Ihrem SN Flashcards Set zu erhalten: ▶ https://sn.pub/2Wn90X

Sollte der Link fehlen oder nicht funktionieren, senden Sie bitte eine E-Mail mit dem Betreff „SN Flashcards" und dem Buchtitel an customerservice@springernature.com.

❓ Prüfungsfragen
1. Skizzieren Sie die Gesundheitslage in Deutschland.
2. Was versteht man eigentlich unter Gesundheitspsychologie und wie grenzt sie sich von der klinischen Psychologie ab?
3. Was versteht man unter Gesundheitsungleichheit?
4. Warum gibt die Gesundheitsungleichheit einen Hinweis darauf, dass Gesundheit und Krankheit auch von sozialen bzw. psychischen Prozessen abhängen?
5. Für welche Anwendungsfelder kann die Gesundheitspsychologie wertvolle Erkenntnisse beisteuern?
6. Betrachten Sie Ihren Studier- oder Arbeitskontext. Welche Faktoren beeinflussen Ihrer Meinung nach Ihre Gesundheit? Was sind förderliche Faktoren? Welche Risiken bestehen?

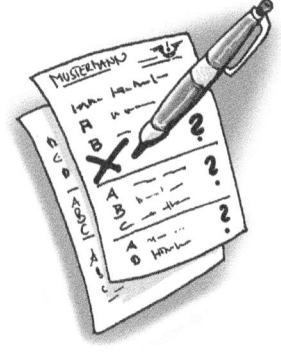

Zusammenfassung

Gesundheit ist keine Selbstverständlichkeit.
- Rauchen, Übergewicht, Alkohol, Herz-Kreislauf-Erkrankungen und psychische Erkrankungen sind keine Seltenheit.
- In Deutschland gibt es eine Gesundheitsungleichheit.
- Die Gesundheitspsychologie beschäftigt sich mit dem Erleben und Verhalten in gesundheitlich relevanten Kontexten.
- Die klinische Psychologie fokussiert sich mehr auf psychische Krankheiten und deren Entstehungszusammenhänge.
- Es gibt vielfältige Ziele (Gesundheitsförderung, Ursachenbestimmung, Prävention).
- Gesundheitspsychologie verfolgt einen ganzheitlichen Ansatz, bei dem nicht nur Krankheit, sondern auch Gesundheit betrachtet wird.
- Die theoretische Gesundheitspsychologie betreibt Grundlagenforschung und Theorieentwicklung.
- Die angewandte Gesundheitspsychologie kümmert sich um die praktische Umsetzung, die Nützlichkeitsbewertung und Prüfung des Grundlagenwissens.
- Es gibt viele Anknüpfungspunkte mit anderen Fachdisziplinen, etwa die Organisationspsychologie.

Schlüsselbegriffe

Angewandte Gesundheitspsychologie, gesundheitsbezogene Verhaltensweise, Gesundheitsungleichheit, klinische Psychologie, krankheitsbezogene Verhaltensweise, theoretische Gesundheitspsychologie

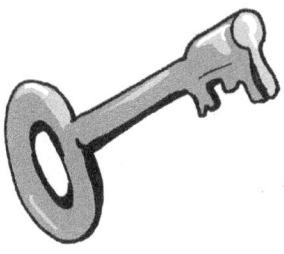

Literatur

Bengel, J., & Belz-Merk, M. (1997). Subjektive Gesundheitsvorstellungen. In R. Schwarzer (Hrsg.), *Gesundheitspsychologie: Ein Lehrbuch* (2; S. 22–41). : Hogrefe.

Berking, W., & Rief, W. (2012). *Klinische Psychologie und Psychotherapie für Bachelor. Band I: Grundlagen und Störungswissen.* Springer.

Brähler, E., Mühlan, H., Albani, C., & Schmidt, S. (2007). Teststatistische Prüfung und Normierung der deutschen Versionen des EUROHIS-QOL Lebensqualitätindex und des WHO-5 Wohlbefindensindex. *Diagnostica, 53,* 83–96.

Brinkmann, R. (2014). *Angewandte Gesundheitspsychologie.* Pearson.

Bundesanstalt für Arbeitsschutz und Arbeitsmedizin (BAuA) (2022). *Volkswirtschaftliche Kosten durch Arbeitsunfähigkeit 2020,* online verfügbar unter https://www.baua.de/DE/Themen/Arbeitswelt-und-Arbeitsschutz-im-Wandel/Arbeitsweltberichterstattung/Kosten-der-AU/pdf/Kosten-2020.pdf. Zugegriffen am 26.09.2022.

Manz, K., Domanska, O. M., Kuhnert, R., & Krug, S. (2022). Wie viel sitzen Erwachsene? Ergebnisse der Studie Gesundheit in Deutschland aktuell (GEDA 2019/2020-EHIS). *Journal of Health Monitoring, 7*(3), 32–40.

Robert Koch-Institut (2012). Gesundheit in Deutschland – Einzelkapitel: Wo steht Deutschland im europäischen Vergleich? Online abrufbar unter https://www.rki.de/DE/Content/Gesundheitsmonitoring/Gesundheitsberichterstattung/GBEDownloadsGiD/2015/10_gesundheit_in_deutschland.pdf. Zugegriffen am 01.03.2023

Robert Koch-Institut (2015). *Gesundheit in Deutschland. Gesundheitsberichterstattung des Bundes.* Gemeinsam getragen von RKI und Destatis. RKI, Berlin. Online verfügbar unter https://www.rki.de/DE/Content/Gesundheitsmonitoring/Gesundheitsberichterstattung/GesInDtld/gesundheit_in_deutschland_2015.pdf. Zugegriffen am 26.09.2022

Schienkiewitz, A., Kuhnert, R., Blume, M., & Mensink, G. B. M. (2022). Übergewicht und Adipositas bei Erwachsenen in Deutschland. *Journal of Health Monitoring, 7*(3), 23–31.

Schwarzer, R. (1997). *Gesundheitspsychologie. Ein Lehrbuch* (2. überarbeitete und erweiterte Auflage). Göttingen: Hogrefe.

Starker, A., Kuhnert, R., Hoebel, J., & Richter, A. (2022). Rauchverhalten und Passivrauchbelastung Erwachsener – Ergebnisse aus GEDA 2019/2020-EHIS. *Journal of Health Monitoring, 7*(3), 7–22.

Statistisches Bundesamt (2022). Pressemittelung, online verfügbar unter https://www.destatis.de/DE/Presse/Pressemitteilungen/2022/07/PD22_316_236.html. Zugegriffen am 15.10.2022

Techniker Krankenkasse (2020). *Gesundheitsreport 2020 – Zeitarbeit: Chance oder Risiko? Arbeitssituation und Gesundheit von Zeitarbeitern*, online verfügbar unter https://www.tk.de/resource/blob/2086056/7b2be29d67fd4836da2e48f6362a022e/2020-gesundheitsreport-data.pdf. Zugegriffen am 27.10.2022.

Gesundheit und Krankheit

Inhaltsverzeichnis

2.1 Was ist Krankheit? – 16

2.2 Das biopsychosoziale Modell – 20

2.3 Was ist Gesundheit? – 22

2.4 Subjektive Krankheits- und Gesundheitstheorien – 24

2.5 Begriffsklärungen – 26

Literatur – 29

© Der/die Autor(en), exklusiv lizenziert an Springer-Verlag GmbH, DE, ein Teil von Springer Nature 2023
P. M. Bak, *Gesundheitspsychologie*, Angewandte Psychologie Kompakt,
https://doi.org/10.1007/978-3-662-67181-8_2

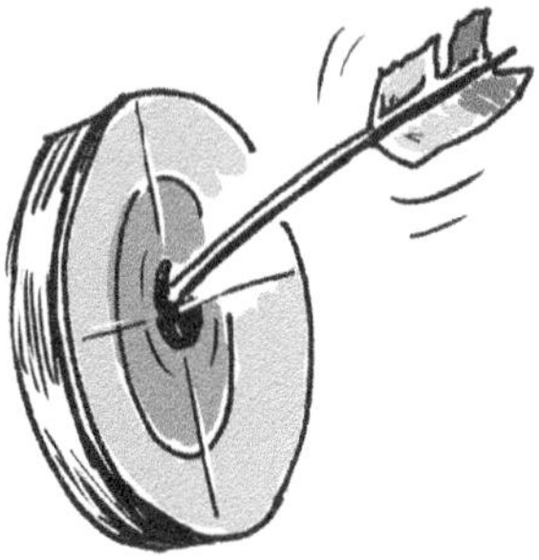

Lernziele

- Den Begriff Krankheit und seine konzeptuellen Schwierigkeiten erklären können
- Wissen, was mit Pathogenese gemeint ist
- Das biomedizinische Modell kennen und erläutern können
- Den Begriff Gesundheit und seine konzeptuellen Schwierigkeiten erklären können
- Das biopsychosoziale Modell kennen und erläutern können
- Das Gesundheits-Krankheits-Kontinuum kennen und erläutern können
- Den Unterschied zwischen objektiver und subjektiver Krankheit/Gesundheit kennen und erklären können

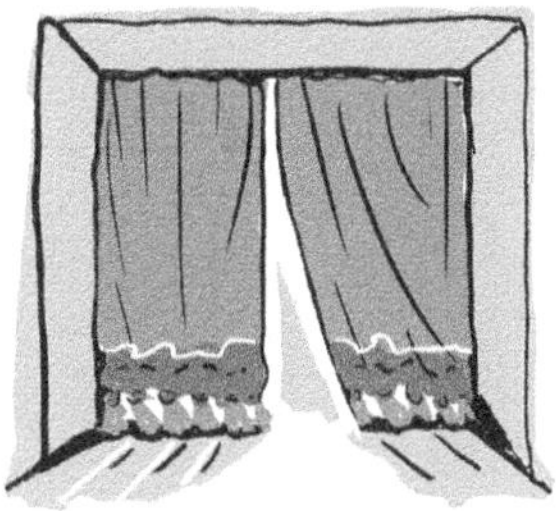

Einführung

Die Begriffe Gesundheit und Krankheit scheinen auf den ersten Blick zwei sich gegenseitig ausschließende Zustände zu beschreiben, die klar und eindeutig definiert sind: auf der einen Seite der gesunde Mensch und auf der anderen Seite der Kranke. Bei genauerer Betrachtung ist diese einfache Zuordnung unzureichend. Die Sache verhält sich komplizierter. Das Nichtvorhandensein von Krankheit bedeutet nicht unbedingt, dass die betreffende Person auch gesund ist, und umgekehrt bedeutet das Nichtvorhandensein von Gesundheit nicht notwendigerweise, dass die Person krank ist. Zudem ist die Einteilung in „krank" versus „gesund" sehr kategorisch und schließt dazwischenliegende Zustände aus. Ohnehin ist eine eindeutige Definition von Gesundheit und Krankheit schwerer als zunächst vermutet, ist Gesundheit doch letztlich „ein relatives und relationales Phänomen, ein sozial verhandeltes Konstrukt, das vom jeweiligen kulturellen, gesellschaftspolitischen und ökologischen Kontext beeinflusst wird und sich dabei beständig erneuert" (Hurrelmann & Franzkowiak, 2015). Das gleiche gilt für Krankheit (Heinz, 2014).

Gesundheits-Krankheits-Kontinuum

In der Gesundheitspsychologie werden Gesundheit und Krankheit häufig als zwei Endpunkte des sogenannten „Gesundheits-Krankheits-Kontinuums" (z. B. Brinkmann, 2014) beschrieben (■ Abb. 2.1). Der Mensch ist nicht einfach krank oder gesund, sondern bewegt sich zwischen den beiden Enden dieses Kontinuums (z. B. Hurrelmann & Richter, 2013).

Man könnte Gesundheit und Krankheit aber auch als zwei unabhängige Dimensionen begreifen, jeweils mit der Ausprägung völlig gesund/krank und gar nicht gesund/krank, die allerdings beide mit dem Wohlergehen von Menschen zu tun haben. So geht es uns nicht gut, wenn wir uns krank fühlen,

Gesundheit und Krankheit

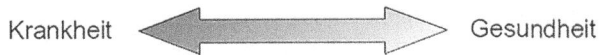

◘ Abb. 2.1 Gesundheits-Krankheits-Kontinuum

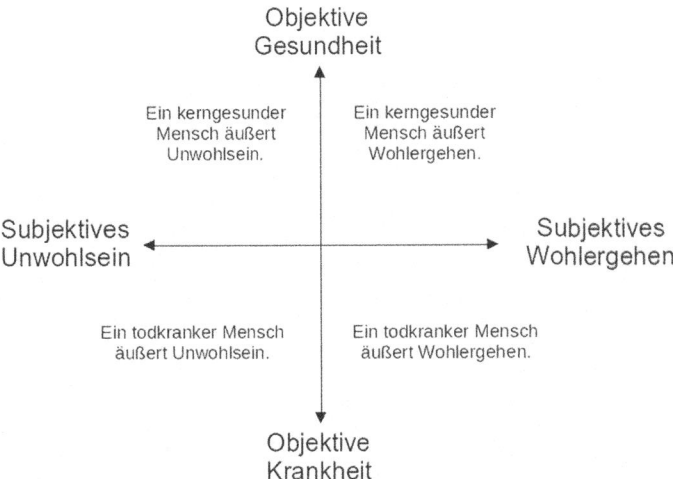

◘ Abb. 2.2 Objektive Krankheit und Gesundheit und subjektives Wohlbefinden

und eben auch nicht, wenn wir uns nicht gesund fühlen. Wir können uns aber auch nicht wohlfühlen, obwohl wir bei bester Gesundheit sind, und umgekehrt können wir uns wohlfühlen, wenn wir sterbenskrank sind (◘ Abb. 2.2). Gesundheit/Krankheit und Wohlergehen sind offensichtlich zwei unterschiedliche Konzepte, die uns auf den Unterschied zwischen objektiv festgestelltem Gesundheitszustand und subjektivem Erleben hinweisen. Es ist ein Unterschied, krank zu sein und sich krank zu fühlen bzw. gesund zu sein und sich gesund zu fühlen. Zudem können sich Gesundheit und Krankheit sowohl auf körperlicher Ebene zeigen wie auch auf psychischer Ebene. Wir können physisch gesund sein und uns gleichzeitig psychisch krank fühlen und umgekehrt. Ebenso können wir sowohl physisch wie psychisch krank bzw. gesund sein. Lukrez, der römische Dichter und Philosoph, erkannte das schon im Jahr 50 vor unserer Zeitrechnung und schrieb:

» „Fühlt doch Krankheit bisweilen der sichtbare Körper, indessen Wir voll Heiterkeit sind in anderen, inneren Organen. Aber auch andererseits begegnet das Gegenteil häufig: Krank im Gemüt strahlt mancher trotzdem in Gesundheit des Körpers." (Lukrez, 2010, S. 78)

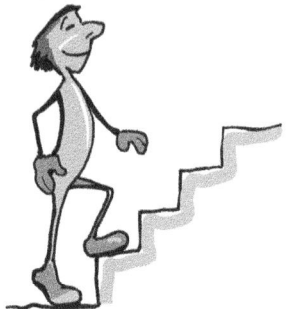

Wenn wir uns im Folgenden damit auseinandersetzen wollen, was uns krank oder gesund macht bzw. was wir für unsere Gesundheit und gegen mögliche Erkrankungen tun können, ist ein genauerer Blick auf die Konzepte von Gesundheit und Krankheit unerlässlich.

> **Selbstreflexion: Wie gesund bzw. krank fühlen Sie sich?**
> Machen wir den Test. Beantworten Sie zunächst zwei Fragen.
> Wie krank fühlen Sie sich gerade? (Geben Sie eine Antwort zwischen 1 = gar nicht krank und 10 = sehr krank)
> Wie gesund fühlen Sie sich gerade? (Geben Sie eine Antwort zwischen 1 = gar nicht gesund und 10 = sehr gesund)
> Wenn „sich krank fühlen" und „sich gesund fühlen" am Ende zwei Seiten derselben Medaille sind, dann müsste die Antwort auf Frage 1 die Antwort auf Frage 2 perfekt vorhersagen. Wenn Sie also beispielsweise bei Frage 1 „1" (gar nicht krank) angegeben haben, dann müssten Sie bei Frage 2 „10" geantwortet haben. Oder wenn Sie bei Frage 1 „4" geantwortet haben, dann müsste die Antwort bei Frage 2 „6" lauten. Mit anderen Worten, die beiden Antworten müssen zusammen 10 ergeben. Tun Sie das nicht, dann beziehen sich die Fragen offenbar auf unterschiedliche Konzepte.

2.1 Was ist Krankheit?

Krankheit als Störung

Schaut man sich nach Krankheitsdefinitionen um, so kann man diese allgemein als Defizitdefinitionen beschreiben (vgl. Franzkowiak, 2018), denen häufig ein mechanistisches Menschenbild zugrunde liegt. Der Mensch ist danach nichts weiter als eine biologische Maschine, die hin und wieder Defekte aufweist, die man im besten Fall reparieren kann (◘ Abb. 2.3). Das beschreibt im Übrigen auch gut unser Gesundheitsverhalten im Alltag. Wir nehmen dann ärztliche

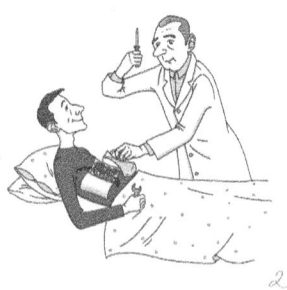

◘ Abb. 2.3 Maschine kaputt? Welche Vorstellungen wir vom Arzt haben. (© Katharyna Naegler)

2.1 · Was ist Krankheit?

Hilfe in Anspruch, wenn wir uns krank fühlen und erwarten, dass der Arzt/die Ärztin uns wiederherstellt (z. B. durch die Verabreichung von Tabletten oder einer Spritze). Krankheiten, so die Vorstellung, entstehen allgemein dann, wenn der Organismus so gestört ist, dass es negative Folgen für ihn hat. In der Online-Version des klinischen Wörterbuchs Pschyrembel steht passend dazu: Krankheit ist die „Störung der Lebensvorgänge in Organen oder im gesamten Organismus mit der Folge von subjektiv empfundenen und/oder objektiv feststellbaren körperlichen, geistigen oder seelischen Veränderungen. Krankheit wird von der Befindlichkeitsstörung ohne objektivierbare medizinische Ursache abgegrenzt" (Pschyrembel, 2022).

Dieser Vorstellung der Entstehung von Krankheiten, der Pathogenese (zusammengesetzt aus „pathos", was im Altgriechischen so viel wie Leiden, Leidenschaft bedeutet, und „genesis", was „Geburt" bzw. „Entstehung" meint), liegt das biomedizinische Krankheitsmodell zugrunde (vgl. dazu Sarto-Jackson, 2018), welches ein einfaches Ursache-Wirkungs-Modell ist: Krankheiten haben eine körperliche Ursache (Ätiologie), eine bestimmte und erkennbare Symptomatik, auf die dann eine entsprechende Therapie zur Heilung angewendet werden kann. Aus einer krankheitsorientierten Perspektive geht es darum, mögliche Risikofaktoren, die zur Entstehung von Krankheiten beitragen können, zu identifizieren und sie möglichst zu verhindern (Prävention) oder ihre negativen Folgen zu minimieren (z. B. genetische Dispositionen oder schädliche Verhaltensweisen wie etwa Rauchen, Tabakkonsum, Alkohol und anderer Substanzmissbrauch oder ungeschützter Geschlechtsverkehr). Zu dieser Vorstellung passt auch, dass Krankheiten heute „objektiv" in international normierten Klassifikationssystemen eingeordnet werden. Die ICD *(International Classification of Diseases)* und das DSM *(Diagnostic and Statistical Manual)* sind dabei die wichtigsten Klassifikationssysteme. Krank ist man, so könnte man auch sagen, wenn man bestimmte Krankheitssymptome aufweist, die nach diesen Klassifikationssystemen zu einer Krankheit passen.

Das biomedizinische Modell hat sich jedoch als unzulänglich erwiesen, da es die Entstehung von Krankheiten ausschließlich auf körperliche Ursachen zurückführt, was z. B. Schwierigkeiten bei der Erklärung von mentalen Störungen mit sich bringt, die sich nicht einfach durch körperliche Dysfunktionen erklären lassen („there is little evidence for reliable biomarkers for any mental disorder", Sarto-Jackson, 2018, S. 29). Das betrifft dann auch den gesamten Bereich der psychosomatischen Krankheiten, bei denen psychische Faktoren nur dann als Ursache für Krankheiten angesehen werden können, wenn ihnen eine schädigende Wirkung auf körperliche Vorgänge nach-

Marginalien: Biomedizinisches Krankheitsmodell; Leib-Seele-Problem

gewiesen werden kann (Egger, 2005). Dies allerdings berührt eine andere, viel weitergehende Frage, nämlich die nach der kausalen Beziehung zwischen mentalen und physischen Prozessen (also dem Leib-Seele-Problem: der Beziehung zwischen Körper und Geist, insbesondere in Bezug auf die Erklärung von Bewusstsein und Verhalten), die wir an dieser Stelle allerdings nicht weiter erörtern wollen (vgl. Goodman, 1991; ausführlicher zur Leib-Seele-Problematik siehe beispielsweise Bieri, 1981).

Eine umfassendere Vorstellung von der Krankheitsentstehung unter Berücksichtigung von psychischen und sozialen Faktoren bietet das biopsychosoziale Modell, das in starkem Maße unsere (psychologischen) Vorstellungen von Krankheit beeinflusst hat.

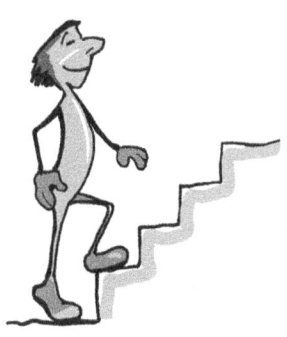

> **Die ICD und das DSM als Klassifikationssysteme von Krankheiten**
>
> Die ICD, die mittlerweile in ihrer 11. Revision vorliegt (z. B. Jakob, 2018; die Online-Version findet sich unter ▶ https://www.dimdi.de/static/de/klassifikationen/icd/icd-10-who/kode-suche/htmlamtl2019/) ist ein von der Weltgesundheitsorganisation herausgegebener Katalog von Krankheiten, dessen Ziel es ist, alle Krankheiten zu erfassen. Sie ist am 1. Januar 2022 in Kraft getreten, aber noch nicht überall verpflichtend eingeführt. In Deutschland, in denen Diagnosen nach der ICD verpflichtend sind, gilt beispielsweise nach wie vor die ICD-10 (Dilling et al., 2000). Die ICD vergibt dabei für Krankheiten einzelne Codes, psychische Erkrankungen beginnen mit einem F. Affektive Störungen sind beispielsweise unter den Codes F30 bis F39 zu finden. Schauen wir uns als Beispiel die „Depressive Episode" (F32) genauer an. Folgende allgemeine Beschreibung findet sich:
>
> » „Bei den typischen leichten (F32.0), mittelgradigen (F32.1) oder schweren (F32.2 und F32.3) Episoden leidet der betroffene Patient unter einer gedrückten Stimmung und einer Verminderung von Antrieb und Aktivität. Die Fähigkeit zu Freude, das Interesse und die Konzentration sind vermindert. Ausgeprägte Müdigkeit kann nach jeder kleinsten Anstrengung auftreten. Der Schlaf ist meist gestört, der Appetit vermindert. Selbstwertgefühl und Selbstvertrauen sind fast immer beeinträchtigt. Sogar bei der leichten Form kommen Schuldgefühle oder Gedanken über eigene Wertlosigkeit vor. Die gedrückte Stimmung verändert sich von Tag zu Tag wenig, reagiert nicht auf Lebensumstände und kann von so genannten „somatischen" Symptomen begleitet werden, wie Interessenverlust oder Verlust der Freude,

> Früherwachen, Morgentief, deutliche psychomotorische Hemmung, Agitiertheit, Appetitverlust, Gewichtsverlust und Libidoverlust. Abhängig von Anzahl und Schwere der Symptome ist eine depressive Episode als leicht, mittelgradig oder schwer zu bezeichnen" (▶ https://www.dimdi.de/static/de/klassifikationen/icd/icd-10-who/kode-suche/htmlamtl2019/block-f30-f39.htm)

Weiter wird noch zwischen F32.0 „Leichte depressive Episode", F32.1 „Mittelgradige depressive Episode", F32.2 „Schwere depressive Episode ohne psychotische Symptome", F32.3 „Schwere depressive Episode mit psychotischen Symptomen", F32.8 „Sonstige depressive Episoden", F32.9 „Depressive Episode, nicht näher bezeichnet" unterschieden, wobei jede dieser Differenzierungen nochmals genauer beschrieben wird. Eine gute grafische Übersicht über die verschiedenen Ebenen des ICD-11 findet man auf dieser Internetseite: ▶ https://stephan-kaelin.ch/icd-11/

Das DSM (*Diagnostic and Statistical Manual of Mental Diseases*) ist ein amerikanisches Klassifikationssystem, das sich ausschließlich psychischen Erkrankungen widmet und sich weniger an den Notwendigkeiten einer international einheitlichen diagnostischen Praxis (wie die ICD), sondern mehr an wissenschaftlichen Forschungsergebnissen orientiert. Aktuell gültig und für psychiatrische Diagnosen verpflichtend ist das DSM-V (American Psychiatric Association, 2013). Es beschreibt psychische Störungen anhand von 21 Kategorien. Die eben schon beschriebene Depressive Episode gehört zur Kategorie 4 „Depressive Störungen" und wird als „Major Depression" bezeichnet (daneben gehören zu dieser Kategorie noch die persistierende depressive Störung und die disruptive Affektregulationsstörung). Auch hier wird u. a. nach dem Schweregrad unterschieden (ein Vergleich von aktueller ICD und DSM findet sich z. B. bei Möller, 2018). Es gibt genaue Kriterien, wann welche Diagnose zu stellen ist. Eine schwere Depression liegt beispielsweise vor, wenn mindestens fünf der nachfolgend genannten Punkte innerhalb von zwei Wochen fast jeden Tag auftreten:

- Depressive Verstimmung, selbst berichtet oder von anderen beobachtet
- Deutlich vermindertes Interesse oder Freude an (fast) allen Aktivitäten
- Deutlicher Gewichtsverlust oder Gewichtszunahme oder verminderter oder gesteigerter Appetit
- Insomnia (Durchschlafstörungen) oder Hypersomnie
- Psychomotorische Unruhe oder Verlangsamung
- Müdigkeit oder Energieverlust

- Gefühle der Wertlosigkeit oder übermäßige oder unangemessene Schuldgefühle
- Verminderte Fähigkeit zu denken oder sich zu konzentrieren oder Unentschlossenheit
- Wiederkehrende Gedanken an Tod oder Selbstmord, Selbstmordversuch oder einen bestimmten Plan, um Selbstmord zu begehen

Die Kritik an ICD und DSM ist vielfältig und bezieht sich zum einen auf das Problem, dass solche international anerkannten Klassifikationssysteme häufig Kompromisse beinhalten und wissenschaftliche Erkenntnisse nicht immer das ausschlaggebende Kriterium zur Festlegung und Einordnung von Krankheiten sind. Auch wird, angesichts der immer differenzierteren Beschreibung, die Gefahr eines „Überdiagnostizierens" gesehen (z. B. Birkle et al., 2017). Krankheiten sind ja nur über ihre beobachtbaren Symptome zu erfassen. Wenn nun die Beobachtungskriterien immer vielfältiger und differenzierter werden, dann muss das zwangsläufig auch zu einer Zunahme an diagnostizierten Krankheiten führen (Hafen, 2014). Kritisch ist auch zu bewerten, dass es Krankheiten geben kann, die sich (noch) nicht anhand der vorliegenden Kriterienkataloge erfassen lassen und die damit nicht diagnostiziert werden. Auf der anderen Seite stellen die ICD und das DSM eine hervorragende Möglichkeit dar, sich überhaupt über Krankheitsdiagnosen zu verständigen und diese nicht den individuellen Vorlieben und Bewertungen der die Diagnose durchführenden Person zu überlassen. Dies ist z. B. dann wichtig, wenn Patienten in verschiedenen Einrichtungen behandelt werden.

2.2 Das biopsychosoziale Modell

Ausgangspunkt des biopsychosozialen Modells (Engel, 1976; vgl. auch Malmgren, 2003; Egger, 2005) ist die Kritik an der reduktionistisch-körperlichen Perspektive des biomedizinischen Krankheitsmodells (◘ Abb. 2.4). Der Grundgedanke hinter dem Modell von Engels ist, dass sich Krankheiten (Störungen) nur als Wechselwirkung von biologisch-organischen, psychischen und sozialen Faktoren erklären lassen (vgl. dazu auch Melchert, 2007). Aus dieser allgemein akzeptierten ganzheitlichen Perspektive entfällt dann auch die häufig gebrauchte Unterscheidung zwischen somatischen (körperlichen) und nicht-somatischen Krankheiten:

2.2 · Das biopsychosoziale Modell

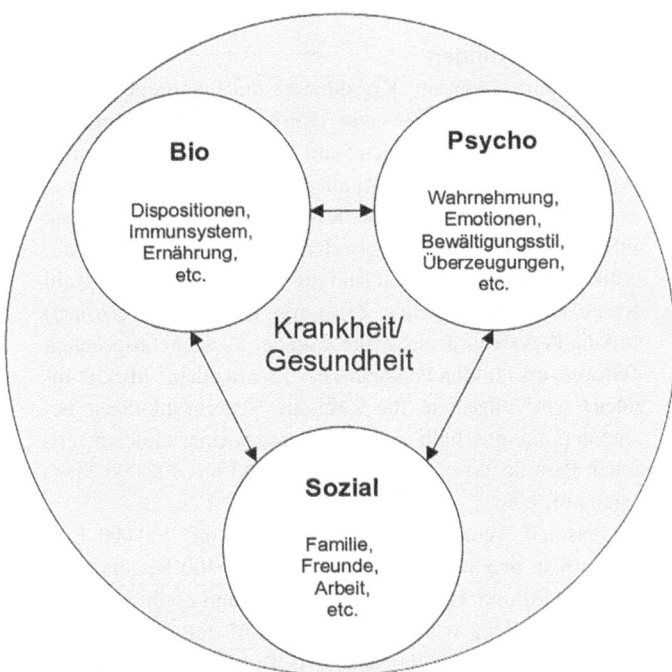

◘ **Abb. 2.4** Biopsychosoziales Modell

> » „Als eine wichtige Folgerung aus dem biopsychosozialen Krankheitsmodell gilt, dass jedes Ereignis oder jeder Prozess, der an der Ätiologie, der Pathogenese, der symptomatischen Manifestation und der Behandlung von Störungen beteiligt ist, folgerichtig nicht entweder biologisch oder psychologisch ist, sondern sowohl biologisch als auch psychologisch." (Egger, 2005, S. 5)

Biologische, psychische und soziale Faktoren

Gesundheit kann dann als Fähigkeit bezeichnet werden, „pathogene Faktoren ausreichend wirksam zu kontrollieren" (Egger, 2005, S. 5), und Krankheit als Zustand, bei dem gerade das nicht gelingt.

Wie wir in ▶ Kap. 3. noch sehen werden, müsste man das biopsychosoziale Modell eigentlich noch ergänzen. Wie nämlich schon Urie Bronfenbrenner (z. B. Bronfenbrenner, 1981) in seinem ökosystemischen Modell beschrieben hat, müssen wir bei der Betrachtung von Erleben und Verhaltensweisen, und damit auch bei der Betrachtung von Krankheit und Gesundheit, die gesamte Umwelt eines Menschen miteinbeziehen, also beispielsweise auch seine Wohn- und Arbeitsumgebung, die medialen Einflüsse oder institutionelle, politische und kulturelle Randbedingungen.

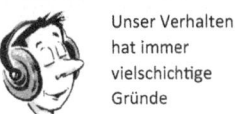

Unser Verhalten hat immer vielschichtige Gründe

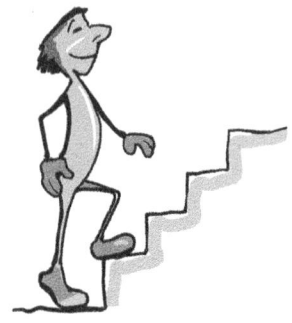

> **Begriffserklärungen**
> Im Zusammenhang mit Krankheiten tauchen immer wieder bestimmte Fachbegriffe auf, insbesondere Morbidität, Mortalität, Letalität, Inzidenz und Prävalenz. Hier eine kurze Begriffserklärung (siehe dazu auch z. B. Habermehl, 1986).
> Die **Morbidität** gibt die Krankheitshäufigkeit bezogen auf eine Bevölkerungsgruppe oder die Gesamtpopulation an. Indikatoren der Morbidität sind die **Punktprävalenz** (die Zahl der zu einem bestimmten Zeitpunkt erkrankten Personen) und die **Periodenprävalenz** (die Zahl der in einem festgelegten Zeitraum erkrankten Personen) bzw. die Inzidenz. Mit der **Inzidenz** wird allgemein die Zahl an Neuerkrankungen bezeichnet, die innerhalb eines Jahres (bzw. einer anderen zeitlichen Periode, etwa die 7-Tage-Inzidenz) pro 100.000 Menschen auftreten.
> Beispiel: Wenn innerhalb einer Stadt mit 100.000 Einwohnern in den vergangenen 7 Tagen bei 100 Personen ein positiver Corona-Test gemeldet wurde, dann ergibt sich daraus eine Inzidenz von 100. In einer Stadt mit 200.000 Einwohnern würden die 100 positiven Testergebnisse einer Inzidenz von 50 entsprechen.
> **Mortalität** wiederum ist eine Maßzahl für die in einem Beobachtungszeitraum verstorbenen Personen; die **Letalität** gibt an, wie viele Menschen in einem Beobachtungszeitraum an einer bestimmten Krankheit verstorben sind.

2.3 Was ist Gesundheit?

Gesundheit als Abwesenheit von Krankheit

Gesundheit ist nicht weniger schwierig zu fassen als Krankheit. Es existieren viele Definitionsvorschläge (Saylor, 2004). So kann Gesundheit negativ als die Abwesenheit von Krankheit beschrieben werden oder als das Vorhandensein psychischer und physischer Ressourcen zur positiven Bewältigung der Lebensumstände. Gesundheit kann auch als Wohlbefinden verstanden werden oder im funktionalen Sinn aufgefasst werden, als Vorliegen der Handlungs- und Leistungsfähigkeit (Faltermaier, 1994). Ein umfassender Definitionsvorschlag kommt von Hurrelmann (2010):

> „Gesundheit bezeichnet den Zustand des Wohlbefindens einer Person, der gegeben ist, wenn diese Person sich psychisch und sozial in Einklang mit den Möglichkeiten und Zielvorstellungen und den jeweils gegebenen äußeren Lebensbedingungen befindet. Gesundheit ist nach diesem Verständnis ein angenehmes und durchaus nicht selbstverständliches

Gleichgewichtsstadium von Risiko- und Schutzfaktoren, das zu jedem lebensgeschichtlichen Zeitpunkt immer erneut in Frage gestellt ist. Gelingt das Gleichgewicht, dann kann dem Leben Freude und Sinn abgewonnen werden, es ist eine produktive Entfaltung der eigenen Kompetenzen und Lernpotentiale möglich, und es steigt die Bereitschaft, sich gesellschaftlich zu integrieren und zu engagieren." (Hurrelmann, 2010, S. 146)

Diese sehr weite Definition impliziert, dass Gesundheit ein dynamisches und mehrdimensionales Geschehen bezeichnet, welches auch historischem und kulturellem Wandel unterliegt (Brähler & Klotter, 2018) und welches man nicht einfach besitzt, sondern welches wir immer wieder beschützen bzw. neu erwerben müssen. Ganz wie im biopsychosozialen Modell angenommen, sind dabei mehrere Wirkfaktoren zu berücksichtigen, eine Sichtweise, die dann auch Grundlage der berühmten Ottawa-Charta (Abschlusserklärung der ersten Internationalen Konferenz zur Gesundheitsförderung der Weltgesundheitsorganisation) aus dem Jahre 1986 ist und nach der Gesundheit für ein positives Konzept steht, „das in gleicher Weise die Bedeutung sozialer und individueller Ressourcen für die Gesundheit betont wie die körperlichen Fähigkeiten" (WHO, 1986). Weiter heißt es dort:

Ottawa-Charta

» „Grundlegende Bedingungen und konstituierende Momente von Gesundheit sind Frieden, angemessene Wohnbedingungen, Bildung, Ernährung, Einkommen, ein stabiles Öko-System, eine sorgfältige Verwendung vorhandener Naturressourcen, soziale Gerechtigkeit und Chancengleichheit. Jede Verbesserung des Gesundheitszustandes ist zwangsläufig fest an diese Grundvoraussetzungen gebunden."

Beim Thema Gesundheit haben wir es vor dem Hintergrund solcher Definitionen noch mit einem anderen Problem zu tun, nämlich der Frage, wie wir Gesundheit eigentlich messen (beobachten) wollen. Für Krankheiten existieren definierte Symptomlisten (denken wir an ICD bzw. DSM). Für Gesundheit gibt es keine entsprechende Auflistung von Gesundheitssymptomen (Hafen, 2014). Würde man die Definition von Hurrelmann (2019) zugrunde legen, dann würde es nicht ausreichen, zur Feststellung von Gesundheit auf die Abwesenheit von Krankheitssymptomen zu verweisen. Was aber könnten Gesundheitssymptome sein? Gesundheit über das Wohlbefinden oder die Feststellung eines „Gleichgewichtsstadiums" zu messen, ist, sofern wir der Definition von Hurrelmann (2010) zustimmen, allerdings tautologisch.

Gibt es Gesundheitssymptome?

Umfassende Definitionen von Gesundheit, wie sie von Hurrelmann (2010) oder der WHO vorgelegt werden, laufen zudem Gefahr, dass sie über das Ziel hinausschießen. So ist beispielsweise fraglich, ob sich eine Person, die sich gerade fürchterlich über einen Sachverhalt ärgert, nach der Definition von Hurrelmann noch als gesund bezeichnet werden kann. Denn sicherlich würde sie sich, wenn man sie fragte, nicht im „Einklang mit den Möglichkeiten und Zielvorstellungen und den jeweils gegebenen äußeren Lebensbedingungen" befinden, von „Wohlergehen" ganz zu schweigen. Und würde man eine Person tatsächlich als nicht gesund bezeichnen wollen, der zwar nichts fehlt, die aber in nicht angemessenen Wohnbedingungen oder in einem instabilen Öko-System lebt, wie es die WHO-Definition erfordert? Hilfreich bei solchen Definitionsbemühungen kann der Blick in den Alltag und unsere Umgangssprache sein, die von Apel (1959, S. 167) als „letzte Metasprache" bezeichnet wird. Wir würden feststellen, dass wir sehr schnell Übereinkunft darüber erzielen könnten, wann eine Person als gesund oder krank zu bezeichnen ist. Eine Person wird nämlich dann „gesund" genannt, wenn sie zum einen eben objektiv nicht krank ist oder sich zum anderen auch als gesund erlebt. „Krank" wäre sie dagegen, wenn sie objektiv krank wäre oder sie so fühlen würde. Mit so einer Gesundheitskonzeption wäre dann auch das Problem der Gesundheitserfassung gelöst.

2.4 Subjektive Krankheits- und Gesundheitstheorien

Subjektive Gesundheitsvorstellungen

Objektiv krank sind wir dann, wenn eine Krankheit festgestellt wurde. Neben dem Versuch, Krankheit und Gesundheit objektiv zu definieren und zu erfassen, müssen aber auch subjektive Gesundheits- und Krankheitstheorien (Alberti et al., 2019; Filipp & Aymanns, 1997) und subjektive Gesundheitsvorstellungen (Bengel & Belz-Merk, 1997) berücksichtigt werden, weil sie erheblich auf unser Gesundheitsgefühl/Krankheitsgefühl bzw. unser Wohlbefinden Einfluss nehmen. Unser (vermeintliches) Wissen über Symptome, Ursachen und Verläufe beeinflusst in bedeutender Weise, ob und wie wir eine Krankheit erleben. Das fängt schon bei der Krankheitsdiagnose an, die im Sinne einer (Selbst-)Etikettierung bzw. (Selbst-)Stigmatisierung und folgend im Sinne einer sich selbst erfüllenden Prophezeiung ihre eigene Wirkkraft entfaltet (Müller & Heinz, 2013; von Kardorff, 2011). Dafür können verschiedene Ursachen verantwortlich gemacht werden. Wir (und auch unser soziales Umfeld) verfügen selbst über Wissen zu Krankheiten, was allgemein Erwartungen, Hoffnungen und Befürchtungen auslösen kann und gleichzeitig Erklärungen für den Entstehungszusammenhang und den Verlauf der Krankheit liefert. Wir sind also sowohl dem normativen Einfluss anderer ausgesetzt als auch unseren eigenen normativen Erwartungen. Unsere „Krankheitserklärungen" können ihrerseits auf unser Bewältigungsverhalten Einfluss nehmen (z. B. Wiehe, 2006; Kampmann et al., 2022; vgl. auch Alberti et al., 2019). So macht es für unsere Motivation, Emotionen und allgemeinen Anpassungsprozesse einen Unterschied, ob ich die Krankheit oder die Krankheitsfolgen als (zumindest teilweise) kontrollierbar erlebe oder nicht (Taylor et al., 1984) und die Situation nur fatalistisch ertrage, oder ob ich optimistisch und mit dem Gefühl, die Dinge richten zu können, in die Zukunft blicke (Gallagher et al., 2019) und ob ich daran glaube, eine Krankheit durch entsprechendes Verhalten vermeiden zu können. Solche optimistischen Gedanken (Weinstein & Klein, 1996) und risikovermeidenden Einstellungen (Kunda & Sanitioso, 1989) können sich dann einerseits positiv auf das Wohlbefinden niederschlagen, uns andererseits aber auch die Gefahr von Risiken unterschätzen lassen. Personen, die sich kaum Sorgen über Risiken machen, werden womöglich wichtige Vorsorgeuntersuchungen nicht wahrnehmen. Umgekehrt kann eine erhöhte Krankheitsangst, die sich bis zu einer hypochondrischen Störung (ICD-10 F45.2) oder gar zu einem hypochondrischen Wahn auswachsen kann, zur Wahrnehmung von körperlichen oder seelischen Beschwerden führen und faktisch krank machen oder umgekehrt das Krankheitsrisiko dadurch erhöhen, dass man krankheitsbezogenen Informationen (vor lauter Angst) aus dem Weg geht (Sauer & Witthöft, 2020).

Wie bedeutsam die subjektiv wahrgenommene Gesundheit in ganz existenziellem Sinn sein kann, kann man daran ablesen, dass Menschen mit einer guten subjektiven Gesundheitsbeurteilung länger leben (also ein geringeres Mortalitätsrisiko haben), unabhängig von der objektiven Gesundheit (z. B. Idler & Benyamini, 1997; Müters et al., 2005; Chavan et al., 2021). Vor allem ältere Menschen bewerten ihre subjektive Gesundheit oftmals besser, als es ihrem objektiven Gesundheitszustand entspricht (Wettstein et al., 2016). Ein Grund dafür mag auch in den sich mit dem Alter veränderten Erwartungshaltungen (wie gesund kann man denn im Alter überhaupt noch sein?) und den damit verbundenen Ist-Soll-Diskrepanzen liegen, die die Selbstbeurteilung vor dem Hintergrund dessen, was überhaupt noch möglich erscheint, in positiver Richtung lenkt, im Vergleich zu einem jungen Menschen, der sich angesichts anderer subjektiver Erwartungen bei objektiv gleicher Gesundheit/Krankheit schlechter fühlen würde.

Gesundheitsmaßstäbe

Die Maßstäbe ändern sich eben im Laufe des Lebens (vgl. dazu auch Brandtstädter, 2015).

Zahlen über die „Subjektive Gesundheit Erwachsener in Deutschland" liefert das Robert Koch-Institut (Lampert et al., 2018). Danach schätzten im Erhebungszeitraum 2014/15 68,2 % der Erwachsenen ihren allgemeinen Gesundheitszustand als sehr gut oder gut ein, wobei der Anteil bei den Frauen geringfügig höher ist als bei den Männern (66,6 % vs. 69,9 %). Mit zunehmendem Alter wird der Gesundheitszustand allerdings immer schlechter eingeschätzt. Gleiches gilt für Menschen mit niedrigerem Sozialstatus.

2.5 Begriffsklärungen

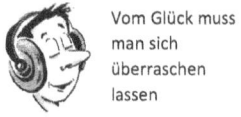

Vom Glück muss man sich überraschen lassen

Wir haben bereits eine Reihe von Begriffen im Zusammenhang mit Gesundheit und Krankheit verwendet, neben diesen beiden etwa subjektive Gesundheit oder Wohlbefinden. Es werden noch weitere Begriffe folgen, z. B. Glück und Zufriedenheit. Versuchen wir, diese Begriffe für unsere weiteren Betrachtungen zu sortieren und einzuordnen. Ich schlage dazu folgende Terminologie vor:

– Krankheit und Gesundheit sind zwei Begriffe, die zur Beschreibung von beobachtbaren Zuständen benutzt werden. Man kann sie daher auch als objektiv bezeichnen. Eine Ärztin kann beispielsweise durch Analyse meiner Blutwerte auf eine Stoffwechselerkrankung schließen oder mir beste Gesundheit bescheinigen. Eine Kollegin könnte das bestätigen. Beobachtung schließt auch die Selbstbeobachtung ein, es kann manchmal ausreichen, sich selbst zu betrachten und mit einem Blick auf den geröteten Rachen eine Halsentzündung zu diagnostizieren. Krankheit und Gesundheit sind also symptomhafte Zustände (Hafen, 2014), die anhand festgelegter Kriterien von Beobachtern zugeschrieben werden.

– Subjektive Gesundheit oder Krankheit sind dagegen Zustände, die sich nicht durch äußere Beobachtung erschließen. Sie sind Selbstzuschreibungen, also innere, subjektive Erlebnisse, die sich einer objektiven Feststellung entziehen. Ich könnte andere auch darüber täuschen, was wir auch gar nicht selten tun, z. B. wenn ich Nachfragen vermeiden möchte oder ich mich aus Angst vor negativen Konsequenzen verstelle.

2.5 · Begriffsklärungen

- Auch Wohlbefinden ist ein subjektiver Zustand, der häufig mit subjektiver Gesundheit gleichgesetzt wird, der sich davon aber unterscheidet. So kann ich mich beispielsweise subjektiv gesund fühlen, mich aber momentan gerade gar nicht wohlfühlen, weil ich z. B. zu viel gegessen habe. Oder ich fühle mich zwar subjektiv krank, in diesem Moment aber tatsächlich wohl, weil mir z. B. die Heizflasche gerade angenehme Wärme schenkt. Gleiches gilt für objektive Gesundheit/Krankheit und Wohlbefinden. Wir können objektiv gesund oder krank sein und uns in der Situation dazu passend oder unpassend fühlen. Ich schlage daher vor, die Begriffe Wohlbefinden (und Unwohlsein) im Sinne des Wohlgefühls eher als Ausdruck eines situativen und punktuellen Erlebens zu verwenden.
- Zufriedenheit und Glück, die ebenfalls im vorliegenden Zusammenhang häufig benutzt und uns später noch begegnen werden, sind ebenfalls subjektive Erlebnisweisen. Es macht keinen Sinn, jemanden als objektiv zufrieden zu bezeichnen, wenn er selbst dazu eine andere Meinung hat. Zufriedenheit ergibt sich aus einer zusammenfassenden und evaluativen Betrachtung, die dem momentanen Befinden weniger Bedeutung beimisst. Ich kann mich zwar im Moment, heute oder gar in den letzten Tagen wirklich nicht gut gefühlt haben, bin aber trotzdem und alles in allem zufrieden. Oder umgekehrt mag ich mich heute wirklich gut gefühlt haben, bin aber im Großen und Ganzen alles andere als glücklich und zufrieden. Der Ausdruck Glück ist nur eine Steigerung und wird zur Bezeichnung höchster Zufriedenheit verwendet.

Die hier vorgenommene begriffliche Festlegung darf aber nicht darüber hinwegtäuschen, dass es Wechselwirkungen zwischen diesen Konzepten gibt, diese sich also zumindest zu einem Teil gegenseitig beeinflussen. Dennoch mag uns diese Einordnung im weiteren Verlauf helfen, die Konzepte, Theorien und Vorstellungen besser verstehen und einordnen zu können. Wie wir beispielsweise im weiteren Verlauf sehen werden, bezieht sich die Frage nach dem, was uns krank macht, häufig auf Dinge, Ereignisse und Verhaltensweisen, die uns objektiv krank machen. Bei der Frage nach dem, was uns gesund macht, stehen dagegen eher die subjektiven Erlebnisweisen im Fokus.

Objektiv vs. subjektiv

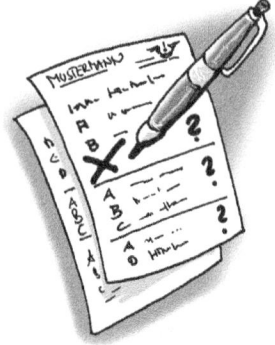

? Prüfungsfragen

1. Was kann man unter dem Begriff Krankheit/Gesundheit verstehen?
2. Welche Schwierigkeiten sind mit der Definition von Krankheit/Gesundheit verbunden?
3. Was ist der Unterschied zwischen objektiver und subjektiver Gesundheit?
4. Was versteht man unter dem Gesundheits-Krankheits-Kontinuum?
5. Erläutern Sie das biomedizinische Modell näher und nehmen Sie kritisch Stellung dazu.
6. Warum macht die Unterscheidung zwischen somatischen und nicht-somatischen Erkrankungen nach dem biopsychosozialen Modell wenig Sinn?
7. Was sind subjektive Gesundheits- und Krankheitstheorien und wie können diese unsere faktische Gesundheit bzw. Krankheit beeinflussen?
8. Was kann man zum Zusammenhang von subjektiver Gesundheit und Mortalitätsrisiko sagen?

Zusammenfassung

- Krankheit und Gesundheit können als Gegensatzwörter verstanden werden, Gesundheit wird aber in der Gesundheitspsychologie häufig in weitem Sinne und als Ausdruck des Wohlergehens und der guten Lebensqualität verstanden.
- Krankheitsdefinitionen sind Defizitdefinitionen.
- Krankheit entsteht, wenn der Organismus gestört ist.
- Die Pathogenese interessiert sich für die Entstehung von Krankheiten.
- Das biomedizinische Krankheitsmodell ist ein einfaches Ursache-Wirkungs-Modell. Warum reicht dieses nicht zur Erklärung aller Krankheiten aus?
- Krankheiten werden in international normierte Klassifikationssysteme eingeordnet.
- Die Unterscheidung zwischen somatischen und nicht-somatischen Krankheiten macht keinen Sinn.
- Es gibt verschiedene Definitionen von Gesundheit, die nicht unproblematisch sind.
- Es ist schwer, Gesundheitssymptome zu nennen.
- Unsere subjektiven Gesundheits- und Krankheitstheorien beeinflussen nicht nur unsere objektive Gesundheit und Krankheit, sondern können sich im Sinne selbsterfüllender Prophezeiungen auf unser faktisches Befinden auswirken oder unser gesundheitsbezogenes Verhalten beeinflussen.
- Subjektiv wahrgenommene Gesundheit ist wichtiger Prädiktor für Wohlbefinden und geringeres Mortalitätsrisiko.

Schlüsselbegriffe

Gesundheit, Krankheit, biomedizinisches Modell, biopsychosoziales Modell, hypochondrische Störung, Mortalitätsrisiko, objektive Gesundheit, Pathogenese, nicht-somatische Erkrankung, somatische Erkrankung, subjektive Gesundheit, subjektive Gesundheitstheorie

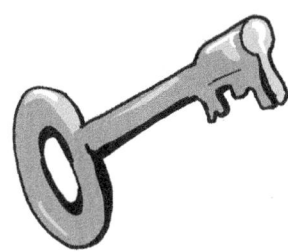

Literatur

Alberti, L., Kruse, J., & Wöller, W. (2019). Subjektive Krankheitstheorien bei chronischen Krankheiten. In R. P. Nippert (Hrsg.), *Kritik und Engagement: Soziologie als Anwendungswissenschaft. Festschrift für Christian von Ferber zum 65. Geburtstag* (S. 277–288). Oldenbourg Wissenschaftsverlag.

American Psychiatric Association. (2013). *Diagnostic and statistical manual of mental disorders* (5. Aufl.). American Psychiatric Press.

Apel, K. O. (1959). Sprache und Wahrheit in der gegenwärtigen Situation der Philosophie. *Philosophische Rundschau, 7*, 161–184.

Bengel, J., & Belz-Merk, M. (1997). Subjektive Gesundheitsvorstellungen. In R. Schwarzer (Hrsg.), *Gesundheitspsychologie: Ein Lehrbuch* (2. Aufl., S. 22–41). Hogrefe.

Bieri, P. (1981). *Analytische Philosophie des Geistes*. Hain.

Birkle, S. M., Legenbauer, T., Grasmann, D., & Holtmann, M. (2017). Disruptive Affektregulationsstörung: Eine umstrittene neue Diagnose im DSM-5. *Zeitschrift für Kinder- und Jugendpsychiatrie und Psychotherapie, 45*(2), 98–103.

Brähler, E., & Klotter, C. (2018). *Wandel der Gesundheits- und Krankheitsvorstellungen*. Pabst.

Brandtstädter, J. (2015). *Positive Entwicklung. Zur Psychologie gelingender Lebensführung* (2. Aufl.). Springer.

Brinkmann, R. (2014). *Angewandte Gesundheitspsychologie*. Pearson.

Bronfenbrenner, U. (1981). *Die Ökologie der menschlichen Entwicklung*. Klett-Cotta.

Chavan, P. P., Kedia, S. K., Mzayek, F., Ahn, S., & Yu, X. (2021). Impact of self-assessed health status and physical and functional limitations on healthcare utilization and mortality among older cancer survivors in US. *Aging Clinical and Experimental Research, 33*(6), 1539–1547.

Dilling, H., Mombour, W., Schmidt, M. H., & Schulte-Markwort, M. (2000). *Weltgesundheitsorganisation: Internationale Klassifikation psychischer Störungen. ICD 10 Kapitel V (F). Diagnostische Kriterien für Forschung und Praxis* (3. Aufl.). Huber.

Egger, J. W. (2005). Das biopsychosoziale Krankheitsmodell. Grundzüge eines wissenschaftlich begründeten ganzheitlichen Verständnisses von Krankheit. *Psychologische Medizin, 16*(2), 3–12.

Engel, G. L. (1976). *Psychisches Verhalten in Gesundheit und Krankheit*. Huber.

Faltermaier, T. (1994). *Gesundheitsbewußtsein und Gesundheitshandeln. Über den Umgang mit Gesundheit im Alltag*. Psychologie Verlags Union.

Filipp, S.-H., & Aymanns, P. (1997). Subjektive Krankheitstheorien. In R. Schwarzer (Hrsg.), *Gesundheitspsychologie: Ein Lehrbuch* (2. Aufl., S. 3–22). Hogrefe.

Franzkowiak, P. (2018). *Krankheit. Leitbegriffe der Gesundheitsförderung und Prävention: Glossar zu Konzepten, Strategien und Methoden.*

Bundeszentrale für gesundheitliche Aufklärung, https://doi.org/10.17623/BZGA:224-I069-2.0. Zugegriffen am 07.10.2022

Gallagher, M. W., Long, L. J., Richardson, A., & D'Souza, J. M. (2019). Resilience and coping in cancer survivors: The unique effects of optimism and mastery. *Cognitive Therapy and Research, 43*(1), 32–44.

Goodman, A. (1991). Organic unity theory: The mind-body problem revisited. *The American Journal of Psychiatry, 148*, 553–563.

Habermehl, A. (1986). Mortalität-Letalität-Morbidität (Inzidenz Prävalenz). *Deutsches Ärzteblatt, 83*(3), 98–99.

Hafen, M. (2014). *Mythologie der Gesundheit. Zur Integration von Salutogenese und Pathogenese* (3. Auflage. Aufl.). Carl Auer.

Heinz, A. (2014). *Der Begriff der psychischen Krankheit*. Suhrkamp.

Hurrelmann, K. (2010). *Gesundheitssoziologie* (7. Auflage. Aufl.). Juventa.

Hurrelmann, K., & Franzkowiak, P. (2015). *Gesundheit. Leitbegriffe der Gesundheitsförderung und Prävention: Glossar zu Konzepten, Strategien und Methoden*. Bundeszentrale für gesundheitliche Aufklärung, https://doi.org/10.17623/BZGA:224-I023-1.0. Zugegriffen am 07.10.2022.

Hurrelmann, K., & Richter, M. (2013). *Gesundheits- und Medizinsoziologie* (8. überarbeitete Auflage. Aufl.). Juventa.

Idler, E. L., & Benyamini, Y. (1997). Self-rated health and mortality: A review of twenty-seven community studies. *Journal of Health and Social Behavior, 38*(1), 21–37.

Jakob, R. (2018). ICD-11 – Anpassung der ICD an das 21. Jahrhundert. *Bundesgesundheitsblatt – Gesundheitsforschung – Gesundheitsschutz, 61*(7), 771–777.

Kampmann, I., Pirnay-Dummer, P., Kampmann-Schwantes, M., Schwantes, U., & Neugebauer, E. (2022). Subjektives Krankheitswissen von Patienten mit Diabetes mellitus sichtbar machen. *Diabetologie und Stoffwechsel, 17*(2), 137–146.

von Kardorff, E. (2011). Systematische Diskriminierung. *Sozial Extra, 35*(11), 39–42.

Kunda, Z., & Sanitioso, R. (1989). Motivated changes in the self-concept. *Journal of Experimental Social Psychology, 25*, 272–285.

Lampert, T., Schmidtke, C., Borgmann, L.-S., Poethko-Müller, C., & Kuntz, B. (2018). Subjektive Gesundheit bei Erwachsenen in Deutschland. *Journal of Health Monitoring*, 3 (2), 64–71.

Lukrez. (2010). *Über die Natur der Dinge*. Contumax.

Malmgren, H. (2003). The theoretical basis of the biopsychosocial model. In P. White (Hrsg.), *Biopsychosocial medicine: An integrated approach to understanding illness* (S. 21–35). Oxford University Press.

Melchert, T. P. (2007). Strengthening the scientific foundations of professional psychology: Time for the next steps. *Professional Psychology: Research and Practice, 38*(1), 34–43.

Möller, H.-J. (2018). DSM-5: Möglichkeiten und Grenzen in der Verbesserung der Klassifikation/Diagnostik psychischer Erkrankungen. *Journal für Neurologie, Neurochirurgie und Psychiatrie, 19*(4), 144–153.

Müller, S., & Heinz, A. (2013). Stigmatisierung oder Entstigmatisierung durch Biologisierung psychischer Krankheiten? *Nervenheilkunde, 32*(12), 955–961.

Müters, S., Lampert, T., & Maschewsky-Schneider, U. (2005). Subjektive Gesundheit als Prädiktor für Mortalität. *Das Gesundheitswesen, 67*(2), 129–136.

Psychrembel (2020) *Klinisches Wörterbuch*. https://www.pschyrembel.de/Krankheit/K0C8J. Zugegriffen am 24.10.2022.

Sarto-Jackson, I. (2018). Time for a change: Topical amendments to the medical model of disease. *Biological Theory, 13*, 29–38.

Literatur

Sauer, K. S., & Witthöft, M. (2020). Krankheitsängste und Hypochondrische Störung. *PSYCH up2date, 14*(2), 151–166.

Saylor, C. (2004). The circle of health: A health definition model. *Journal of Holistic Nursing, 22*(2), 97–115.

Taylor, S. E., Lichtman, R. R., & Wood, J. V. (1984). Attributions, beliefs about control, and adjustment to breast cancer. *Journal of Personality and Social Psychology, 46*(3), 489–502.

Weinstein, N. D., & Klein, W. M. (1996). Unrealistic optimism: Present and future. *Journal of Social and Clinical Psychology, 15*(1), 1–8.

Wettstein, M., Schilling, O. K., & Wahl, H.-W. (2016). "Still feeling healthy after all these years": The paradox of subjective stability versus objective decline in very old adults' health and functioning across five years. *Psychology and Aging, 31*, 815–830.

WHO (World Health Organization) (1986). *Ottawa charter for health promotion. International Conference on Health Promotion, the move towards a new public health*, Ottawa, Canada. Online verfügbar unter https://www.euro.who.int/__data/assets/pdf_file/0006/129534/Ottawa_Charter_G.pdf. Zugegriffen am 07.10.2022.

Wiehe, K. (2006). Zwischen Schicksalsschlag und Lebensaufgabe – Subjektive Krankheitstheorien als Risiko- oder Schutzfaktoren der Bewältigung chronischer Krankheit im Kindesalter. *Praxis der Kinderpsychologie und Kinderpsychiatrie, 55*(1), 3–22.

Was uns krank macht

Inhaltsverzeichnis

3.1 Stress als körperlicher Zustand – 36

3.2 Psychischer Stress – 38
3.2.1 Transaktionale Stresstheorie – 38
3.2.2 Primäre und sekundäre Kontrolle – 43
3.2.3 Modell der Ressourcenerhaltung – 44

3.3 Sozialstruktureller Stress – 45

3.4 Kritische Lebensereignisse und tägliche Belastungen – 46
3.4.1 Kritische Lebensereignisse – 47
3.4.2 Alltägliche Belastungen – 48

3.5 Persönlichkeit und Krankheit – 49

3.6 Sozial-materielle Faktoren – 51

3.7 Motivationale Faktoren – 54

Literatur – 57

© Der/die Autor(en), exklusiv lizenziert an Springer-Verlag GmbH, DE, ein Teil von Springer Nature 2023
P. M. Bak, *Gesundheitspsychologie*, Angewandte Psychologie Kompakt,
https://doi.org/10.1007/978-3-662-67181-8_3

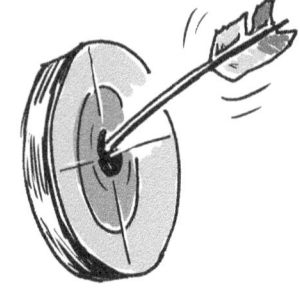

Lernziele

- Stress definieren können
- Biologische Stresskonzeption erklären können
- Die psychologische Vorstellung von Stress beschreiben und kritisch bewerten können
- Das transaktionale Stressmodell von Lazarus kennen und beschreiben sowie kritisch bewerten können
- Das Ressourcenmodell von Hobfoll erläutern können
- Die soziostrukturellen Annahmen zu Stress kennen
- Persönlichkeitsmerkmale, die im Zusammenhang mit Stress eine Bedeutung haben, kennen
- Kritische Lebensereignisse beschreiben und ihren Zusammenhang mit Stress beurteilen können
- Die Rolle von täglichen Belastungen für Stress kennen
- Die Bedeutung von Persönlichkeitsmerkmalen für die Krankheitsentstehung beurteilen können

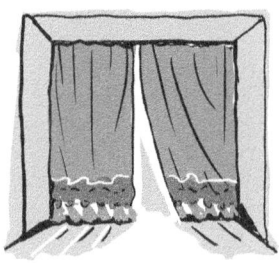

Einführung

Krankheiten können die verschiedensten Ursachen haben. Unfälle, genetische Faktoren, Umweltfaktoren, schädliche Verhaltensweisen. Die Gesundheitspsychologie interessiert sich in diesem Zusammenhang vor allem dafür, welche psychischen Wirkprozesse Krankheiten entstehen, sie schlimmer werden oder sie länger anhalten lassen. In diesem Zusammenhang spielen neben unserem konkreten Verhalten beispielsweise auch sozialmaterielle und dispositionelle Faktoren eine bedeutende Rolle. Eine Ausnahmestellung kommt dem Stress zu, der als einer der Hauptgründe für psychische und physische Krankheiten gilt. So ist Stress beispielsweise für Herz-Kreislauf-Erkrankungen (z. B. Bluthochdruck, Arteriosklerose, Herzinfarkt), unsere Immunabwehr, das zentrale Nervensystem (z. B. Schlafstörungen, kognitive Prozesse) und unsere Psyche (z. B. Depression, Angst, Sucht) ein permanenter Risikofaktor (Chrousos, 2009). Beginnen wir in dem Kapitel also mit Stress und werfen später noch einen Blick auf stressreiche Lebensereignisse sowie soziale und materielle Randbedingungen und unterschiedliche Persönlichkeitsmerkmale, die immer wieder mit dem Etikett „krankmachend" versehen werden.

Stress als Dauerthema

Stress ist seit Jahrzehnten ein Dauerthema in Medizin und Psychologie. Dementsprechend umfangreich und kaum noch zu überblicken sind die entsprechende Literatur und die dazugehörigen Studien, Konzepte und Theorien. Diese auch nur ansatzweise hier darstellen zu wollen, übersteigt den Rahmen dieses Lehrbuchs. Stress ist dafür ein viel zu komplexes Phänomen:

Was uns krank macht

> „It involves all the systems of the body – cardiovascular, endocrine, and neurological; all the systems of the psyche – cognitive, emotional, and unconsciousness; and occurs in all social systems – interpersonal, intrapersonal, small group, large group, and societal." (Hobfoll, 1988, S. 2)

Wir versuchen uns daher im Folgenden an einer knappen Darstellung zum Thema Stress, die zumindest dessen wichtigste Elemente umfasst (eine vertiefende, historisch angelegte Darstellung findet sich z. B. bei Cooper & Dewe, 2008).

Was also ist eigentlich Stress? Wie so oft ist eine einfache Antwort auf die Frage nicht möglich. Vielmehr finden sich verschiedene Herangehensweisen und historisch gewachsene Definitionsversuche (vgl. z. B. Krohne, 1997; Fink, 2009; Cooper & Dewe, 2008), die sich einer Einordnung in „richtig" und „falsch" entziehen und eher unterschiedliche Perspektiven beleuchten. Wir wollen hier der Einfachheit halber zwischen „Stress als körperlichem Zustand", „psychologischem Stress" und „sozialstrukturellem Stress" unterscheiden (◘ Abb. 3.1).

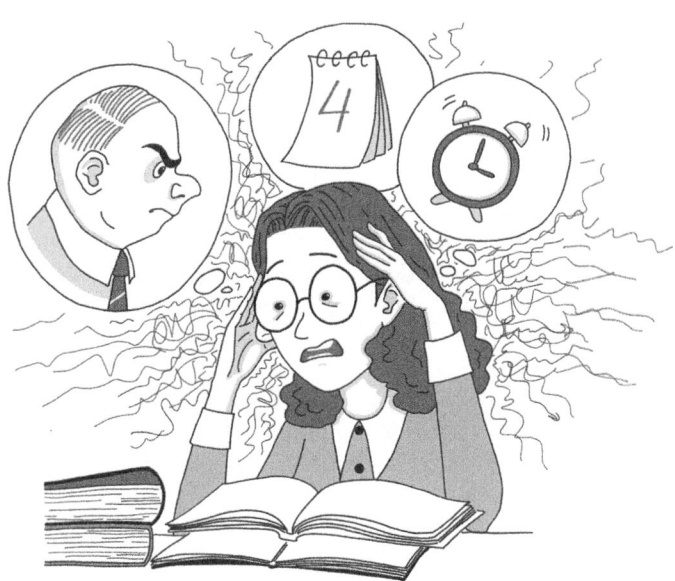

◘ Abb. 3.1 Viele Dinge können uns stressen. (© Katharyna Naegler)

3.1 Stress als körperlicher Zustand

Fight-or-flight

Der Begriff Stress taucht schon in einer 1914 erschienenen Publikation von Walter B. Cannon auf, in der Cannon die unmittelbaren (existenziellen) Reaktionsweisen von Lebewesen auf starke Bedrohungen („physical struggle for existence", Cannon, 1914, S. 30) beschreibt. In Tierexperimenten beobachtete Cannon, dass in Gefahrensituationen Adrenalin und Blutzucker ausgeschüttet werden, die den Organismus schlagartig und mit maximaler körperlicher Energie versorgen und damit auf das überlebenssichernde Verhalten vorbereiten: Kämpfen oder Fliehen (*fight-or-flight*).

Unspezifische körperliche Reaktion

Hans Selye (1956), der gemeinhin als Begründer der wissenschaftlichen Stressforschung gilt, greift diesen Faden „Stress als Bedrohungsreaktion" auf. Für ihn war Stress eine durch Stressoren ausgelöste, unspezifische Reaktion des Organismus, die sich durch eine Kombination physiologischer und endokrinologischer Veränderungen, wie z. B. Anstieg der Herzrate oder Ausschüttung des Hormons Adrenalin bestimmen und messen lässt. Unspezifisch meint in dem Zusammenhang, dass die Stressreaktion unabhängig von den Eigenschaften der Stressoren ist. Wie schwierig eine eindeutige Stressdefinition trotz einer wie bei Selye lebenslangen Beschäftigung mit dem Thema ist, können wir daran ablesen, dass sich Selye selbst, trotz vieler Umschreibungen und Definitionen, die er für Stress gegeben hat, gegen Ende seiner wissenschaftlichen Tätigkeit mit der allgemeinsten (und leider auch am wenigsten aussagekräftigen) Umschreibung begnügte, nämlich dass Stress eben eine unspezifische körperliche Reaktion auf irgendeine Herausforderung darstellt (Selye, 1979). Wichtig ist hier zu betonen, dass Stress nicht mit emotionaler Erregung gleichzusetzen ist, denn er kann auch unter Narkose und sogar bei Bakterien und Pflanzen eintreten.

Diese unspezifische Reaktion, die als Allgemeines Anpassungssyndrom (*general adaptation syndrome*; Selye, 1946, 1956) bezeichnet wird, verläuft in verschiedenen Phasen (◘ Abb. 3.2):

Schock- und Gegenschockphase

Alarmreaktion: Bei Konfrontation mit einem Stressor reagiert der Körper kurzzeitig durch einen Zustand erhöhter Aktivität und Leistungsbereitschaft. Die Nebennierenrindenhormone Adrenalin und Noradrenalin werden ausgeschüttet, die Herzfrequenz und der Blutzuckerspiegel steigen. Selye unterscheidet noch zwischen einer Schockphase, in der der Organismus zunächst passiv ist, bei gesenktem Blutdruck und Muskeltonus, und einer darauffolgenden Gegenschockphase, in der eine Gegenregulation stattfindet. Erst dann werden die Stresshormone ausgeschüttet, Blutdruck, Herzrate, Muskeltonus und Atemfrequenz steigen an.

3.1 · Stress als körperlicher Zustand

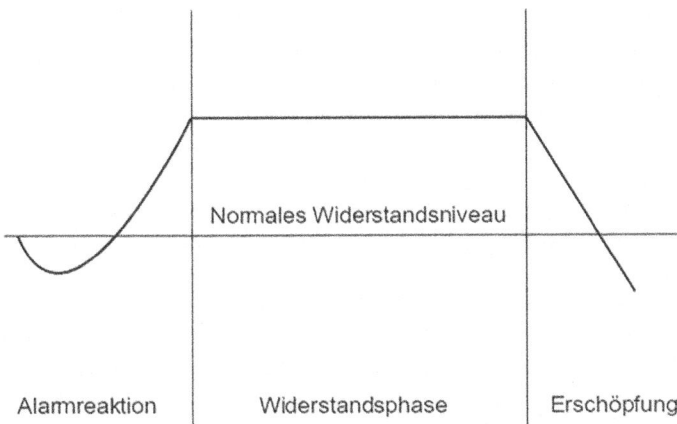

☐ **Abb. 3.2** Allgemeines Anpassungssyndrom nach Selye

Widerstandsphase: Jetzt geht es darum, das Stressniveau durch die Beseitigung der Stressoren möglichst schnell wieder zu senken, sodass die Stresshormone wieder abgebaut werden und der Organismus zurück in seinen Normalzustand (Homöostase) gelangt. Dauert dieser Abwehrzustand länger an, kann dies negative Folgen für den Organismus haben.

Erschöpfungsphase: Verharrt der Organismus im Abwehrkampf, dann wird er irgendwann durch die Daueraktivierung erschöpft sein, was negative Folgen haben kann. Die mit der Abwehrreaktion einhergehenden Symptome, wie z. B. Magengeschwüre und hoher Blutdruck, werden dauerhaft und irreversibel, das Abwehrsystem bricht im schlimmsten Fall zusammen, der Organismus stirbt.

Diese auf die negativen Folgen ausgerichtete Konzeption von Stress wurde von Selye später (z. B. Selye, 1976) erweitert. Er unterschied insgesamt zwischen vier unterschiedlichen Stressvariationen, dem schlechten Stress (*distress*), dem guten Stress (*eustress*), dem Überstress (*hyperstress*) und dem Unterstress (*hypostress*). Vor allem der Begriff des Eustress findet seither häufiger Verwendung, z. B. in Situationen hoher Erregung, in denen wir Leistung erbringen müssen in einem Bereich, in dem wir uns kompetent fühlen und uns sogar darauf freuen, unser Leistungsvermögen zu zeigen.

Distress und Eustress

Die Theorie Selyes war sehr einflussreich und hat unser Verständnis von Stress nachhaltig geprägt. Kritisch dazu ist anzumerken, dass sie in erster Linie auf Befunden aus Tierexperimenten beruht, die dann auf den Menschen übertragen wurden. Allerdings zeigten sich hier dann nicht so eindeutige Zusammenhänge zwischen Stressor und Reaktion. Weitere Probleme der Theorie betreffen zum einen die angenommene unspezifische Reaktion und darüber hinaus, dass gleiche Stressoren nicht immer zu gleichen Reaktionen führen (vgl. Cooper & Dewe, 2008; Mason, 1975a, b). Letzteres kann als Hinweis darauf interpretiert werden, dass es vermittelnde Prozesse zwischen externen Stressoren und der entsprechenden Reaktion geben muss, die sich einer rein körperlichen Erklärung entziehen (Mason, 1975b).

Homöostase und Allostase

Anzumerken ist noch, dass die Idee der Homöostase als eines Normalzustands, in den der Organismus wieder zurückzufinden versucht, durch Sterling und Eyer (1988) um den Begriff der Allostase ergänzt wurde. Damit ist gemeint, dass es für den Organismus nicht unbedingt darum geht, auf einen festen Sollwert zurückzukehren. Vielmehr ist dieser Sollwert abhängig vom aktuellen Zustand des Organismus und kann sich darüber hinaus auf die Dauer auch ändern. Dies ist wichtig, um sich dynamisch an veränderte Umwelt- und Lebensbedingungen anzupassen. Ein homöostatisches System variiert demnach um einen festen Sollwert, ein allostatisches variiert diesen je nach Anforderung, es ermöglicht dadurch Stabilität durch Veränderung (*stability through change*, Sterling & Eyer, 1988, S. 636). Aber auch solche Anpassungsleistungen können auf Dauer zur Belastung werden. Diese Anpassungskosten werden als allostatische Last (*allostatic load*; McEwen, 1998) bezeichnet. Der Organismus kommt irgendwann an seine Grenzen.

3.2 Psychischer Stress

Stress als intrapsychischer Vorgang

Stress lässt sich nicht nur wie in Selyes Theorie in Form von körperlichen Prozessen und als Reiz-Reaktions-Prozess beschreiben, sondern auch als intrapsychischer Vorgang, bei dem kognitiv- affektive Bewertungsprozesse eine große Rolle spielen. Es sind nicht ausschließlich die äußeren Umstände, die festlegen, wie wir eine Situation wahrnehmen und welche Folgen damit für uns verbunden sind, sondern die Frage, wie wir uns diesen äußeren Umständen gegenüber positionieren, welche Erfahrungen wir haben und welche Möglichkeiten und Ressourcen wir meinen zu besitzen, um mit den Anforderungen zurecht zu kommen. Eine Theorie, die diese intrapsychischen Prozesse in den Mittelpunkt stellt, ist die transaktionale Stresstheorie.

3.2.1 Transaktionale Stresstheorie

Die heute wohl am weitesten verbreitete und zitierte psychologische Stresstheorie ist die transaktionale Stresstheorie von Lazarus (Lazarus, 1966; Lazarus & Folkman, 1984). Allein das Buch „Psychological stress and the coping process" aus

3.2 · Psychischer Stress

dem Jahr 1966 wurde laut Google Scholar mehr als 17.500-mal zitiert; das gemeinsam mit Folkman publizierte Werk „Stress, appraisal, and coping" sogar mehr als 81.850-mal. Lazarus stellt sich in seiner Theorie gegen eine reduktionistische Sichtweise, die versucht, Stress entweder über die auslösenden Bedingungen (Lärm, psychische und physische Anforderungen) zu bestimmen oder als physische bzw. psychische Reaktion auf diese Umweltfaktoren. Vielmehr ist es die Beziehung zwischen der Person und ihrer Umwelt (die Transaktion), die darüber entscheidet, ob sich Stress entwickelt oder nicht. Folglich lautet seine Definition von Stress:

> „Psychological stress is a particular relationship between the person and the environment that is appraised by the person as taxing or exceeding his or her resources and endangering his or her well-being." (Lazarus & Folkman, 1984, S. 19)

Anders als bei Selye ist psychologischer Stress damit nicht mehr ein körperliches Widerfahrnis, sondern hängt vielmehr entscheidend von der Einschätzung (Interpretation) der Person ab. Dies löst dann auch das eben genannte Problem in Selyes Theorie, dass nämlich gleiche Stressoren zu ganz unterschiedlichen Reaktionen führen können. Aus transaktionaler Sicht sind dann unterschiedliche Bewertungen dafür verantwortlich.

Schon in der Stressdefinition von Lazarus wird deutlich, dass die persönliche Situationseinschätzung eine zentrale Bedeutung für das Stresserleben besitzt. Die Theorie geht von mehreren Bewertungsprozessen aus (◘ Abb. 3.3).

Primäre Bewertung (*primary appraisal*): Wir befinden uns immer in irgendeiner Situation und beurteilen diese danach, inwieweit sie unser Wohlergehen beeinflussen könnte. Die Situation kann völlig irrelevant dafür sein, sie kann sich positiv auswirken oder als belastend eingeschätzt werden. Nur im letzten Fall kommt es zu Stress. Die Belastung kann vom Individuum als Schädigung oder Verlust interpretiert werden, als zukünftige Bedrohung oder eher als Herausforderung, d. h. auch mit möglichen positiven Folgen verbunden sein.

Sekundäre Bewertung (*secondary appraisal*): In einer zweiten Bewertung, die zeitlich nicht unbedingt der ersten Bewertung nachgeschaltet ist, aber mit dieser zusammenhängt, schätzt die Person ein, welche Möglichkeiten und Ressourcen sie besitzt, um die wahrgenommene Belastung erfolgreich zu meistern.

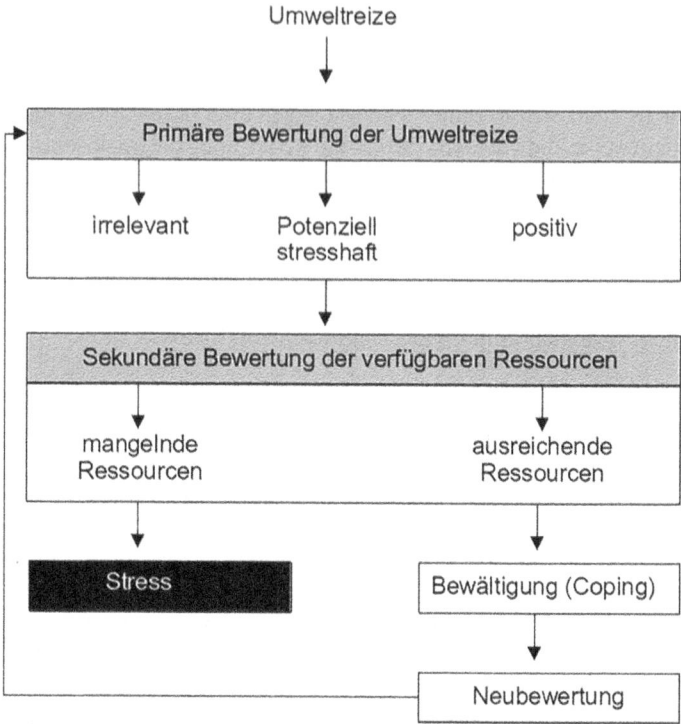

☐ **Abb. 3.3** Transaktionales Stressmodell von Lazarus (vereinfachte Darstellung)

Neubewertung (*reappraisal*): Hat die Person mit ihren Bewältigungsbemühungen (Coping) begonnen, wird sie immer wieder überprüfen, wo sie sich im Bewältigungsprozess befindet. Muss sie noch mehr investieren oder ist die Belastung womöglich gar nicht mehr so dramatisch und weitere Aktionen daher überflüssig?

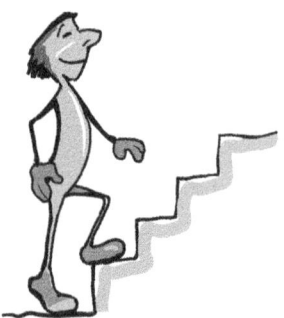

Blick in die Praxis: Warum Tom gestresst ist und Julia nicht
Wie Bewertungsprozesse das Entstehen von Stress erklären können, sei an einem Beispiel erläutert. Darf ich vorstellen: Tom und Julia. Beide studieren Psychologie, Tom im ersten Semester, Julia im 5. Tom ist 20 Jahre alt, Julia 22. Tom hat während seines Studiums noch nie eine Präsentation halten müssen, Julia dagegen schon mehrmals und mit Erfolg. Beide müssen am Ende ihres Semesters zu einem vorgegebenen Thema eine Präsentation halten, die selbstverständlich benotet wird. Eine Woche vor dem Präsentationstermin ist Tom völlig gestresst, er schläft schlecht und hat regelrecht Angst vor dem Termin. Wird er sich blamieren? Die Angaben darüber, wie die Präsentation inhaltlich aufzubereiten ist, hat Tom

3.2 · Psychischer Stress

> zwar verstanden, ihm kommen dennoch Zweifel, ob er das auch alles richtig umsetzen wird. Julia dagegen denkt zwar mittlerweile häufiger an den Termin, fühlt dabei aber die Herausforderung, dem Dozenten zu zeigen, dass sie sich gut mit dem Thema auskennt. Da sie in den vergangenen Präsentationen nie schlechter als mit 2,0 abgeschnitten hat und auch von ihren Mitstudierenden positives Feedback erhalten hat, erwartet sie auch diesmal, erfolgreich abzuschneiden. Sie weiß auch ziemlich genau, wie sie sich auf die Präsentation vorbereitet. Für Tom sieht die Sache anders aus. Für ihn stellt die Präsentation eine Bedrohungssituation dar, von der er nicht weiß, wie er sie bewältigen soll. Er ist total gestresst. Die gleiche Situation wird von Julia als Herausforderung angesehen, die zwar kein Selbstläufer ist, die sie aber, da ist sie sich ziemlich sicher, aufgrund ihrer vergangenen Erfahrungen gut meistern wird. Julia ist nicht völlig entspannt, aber keinesfalls gestresst, eher leicht, aber noch nicht unangenehm angespannt.
>
> Wie in dem Stressmodell von Lazarus beschrieben, erleben und bewerten Tom und Julia, auch aufgrund vergangener Erfahrungen und unterschiedlicher Zukunftserwartungen, die gleiche Situation völlig unterschiedlich, mit dem Resultat, dass Tom gestresst ist, Julia dagegen nicht. Überlegen Sie doch auch einmal, warum Sie sich vielleicht in bestimmten Situationen gestresst fühlen und was Sie benötigen würden, um die Situation als weniger bedrohlich wahrzunehmen.

Was können wir uns nun unter Bewältigungsbemühungen (*Coping*) genau vorstellen? Auch hier gibt das Modell eine Antwort. Es unterscheidet zwischen der problemorientierten (instrumentellen) und der emotionsorientierten (palliativen) Bewältigungsstrategie. Problemorientiertes Coping umfasst alle Bemühungen, das Problem als den eigentlichen Grund des Stresses zu beseitigen. Wir suchen aktiv nach Informationen und Lösungsmöglichkeiten und wenden uns möglicherweise an andere, die uns dabei helfen könnten. Emotionsorientiertes Coping meint dagegen eher Versuche, durch entsprechende Maßnahmen der Emotionsregulation (vgl. dazu auch Gross & Thompson, 2007) die negativen Stressauswirkungen zu reduzieren. Wir können das Problem beispielsweise kognitiv so umdeuten, dass wir auch ohne es beseitigt zu haben damit leben können, oder suchen nach Möglichkeiten, die negativen Folgen zu umgehen, z. B. in dem wir uns durch Prozesse der Aufmerksamkeitsverschiebung oder andere Verhaltensweisen daran hindern, darüber nachzudenken. Das kann dann auch

Problemorientiertes vs. emotionsorientiertes Coping

entlastende Effekte auf das ursprüngliche Problem mit sich bringen, kann aber u. U. selbst zum Problem werden, z. B. wenn versucht wird, den negativen Emotionen durch den Konsum von Alkohol oder Drogen zu entkommen.

Eine Möglichkeit zur detaillierten und verhaltensnahen Erfassung von Coping-Strategien bietet die „Ways of Coping Checklist" (Folkman & Lazarus, 1980; deutsch von Ferring & Filipp, 1989), die Bewältigungsverhalten wie z. B. problemzentriertes Handeln, Flucht- und Vermeidungsverhalten, Selbstbeschuldigung und Verantwortlichkeitsübernahme erfasst.

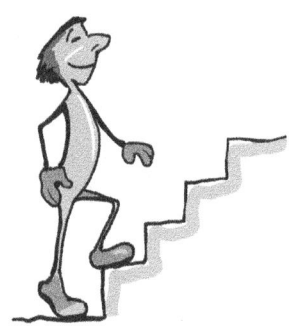

> **Blick in die Praxis: Stressimpfungstraining**
>
> Es gibt zahlreiche Programme zum Umgang mit Stress (zum Überblick siehe beispielsweise Kaluza & Chevalier, 2018), viele gehen von der transaktionalen Stresstheorie aus und beinhalten neben Entspannungstechniken auch Strategien, um auf kognitiver Ebene Bewertungsprozesse zu verändern. Ein häufig eingesetztes Verfahren ist beispielsweise das Stressimpfungstraining von Meichenbaum (2012), das in Gruppensitzungen durchgeführt wird. Das Training verbindet verschiedene Wirkebenen. So werden Entspannungstechniken geübt, Wissen vermittelt und Selbstinstruktionen („inneres Sprechen") trainiert mit dem Ziel, kognitive Umstrukturierungen zu befördern und Verhaltensweisen zu verändern. Die Bezeichnung „Stressimpfung" verweist darauf, dass es sich bei dem Training um eine präventive Maßnahme handelt, in deren Verlauf ein erfolgreiches Bewältigungsverhalten gelernt werden soll mit dem Ziel einer gesteigerten Widerstandsfähigkeit gegenüber stresshaften Ereignissen. Das Programm läuft in drei Phasen ab, einer Informationsphase, einer Übungsphase und einer Anwendungsphase. In der Informationsphase geht es darum, dass die Teilnehmer erkennen, in welchen Situationen und unter welchen Bedingungen Stress bei ihnen ausgelöst wird. Ganz im Sinne der Psychoedukation werden dabei die grundlegenden Prozesse der Stressentstehung nach Lazarus vermittelt. Die Teilnehmer sollen dabei erkennen, dass es von ihren Bewertungen abhängt, ob Stress entsteht oder nicht. In der zweiten Phase, der Übungsphase, werden allgemeine Bewältigungsstrategien erlernt, insbesondere Entspannungsübungen, kognitive Umdeutungen, problemlösende Selbstinstruktionen und Selbstbelohnung bei gelungener Bewältigung. Zudem wird geübt, was im Falle einer Stresssituation zu tun ist, was in mehreren Schritten erfolgt. Zunächst gilt es angesichts eines erwarteten Stressors z. B. Ruhe zu bewahren, anstatt mit Angst oder

3.2 · Psychischer Stress

Panik zu reagieren und sich (im Sinne sekundärer Kontrolle; z. B. Frey et al., 2022) zu überlegen, wie man dem Stressor begegnen möchte. Anschließend wird geübt, was bei unmittelbarer Konfrontation mit dem Stressor zu tun ist, etwa Ruhe bewahren und in kleinen Schritten vorgehen, anstatt den Kopf zu verlieren. Als Selbstinstruktion könnte man sich beispielsweise sagen: „Erst einmal tief durchatmen, bevor ich reagiere". Im Training werden auch Situationen durchgespielt, in denen man angesichts der bedrohlichen Situation von Angst überwältigt zu werden scheint. Eine wirksame Selbstinstruktion könnte beispielsweise lauten: „Die Angst selbst kann ich zwar nicht verhindern, aber ich kann die Angst auch aushalten und damit umgehen". Anschließend sollen sich die Teilnehmer für den erfolgreichen Umgang mit der Situation selbst verstärken und damit ihre Selbstwirksamkeit erhöhen. In der Anwendungsphase geht es schließlich darum, die gelernten Bewältigungsformen in realen Situationen anzuwenden.

3.2.2 Primäre und sekundäre Kontrolle

Neben dem von Lazarus beschriebenen problemorientierten und emotionsorientierten Coping werden in der psychologischen Forschung noch andere Bewältigungsformen beschrieben. So wird beispielsweise in entwicklungspsychologischen Kontexten, in denen es auch darum geht, wie wir mit stresserzeugenden Entwicklungsproblemen, Barrieren oder Verlusten umgehen, immer wieder auf die Bedeutung von Kontrollerleben hingewiesen (Brandtstädter, 1992; Brandtstädter & Baltes-Götz, 1990). Generell ist das Erleben von Kontrolle bzw. Kontrollüberzeugungen eine wichtige Facette nicht nur für selbstregulative Entwicklungsprozesse, sondern sie spielen auch beim Gesundheitsverhalten und dem Selbstmanagement bei Krankheiten eine bedeutsame Rolle (z. B. Schnee & Grikscheit, 2013). Aber direkte Kontrolle ist nicht immer möglich, weswegen wir in diesen Fällen dazu übergehen können, Kontrolle auf indirekte Art und Weise zurückzuerlangen. Diese unterschiedlichen Kontrollstrategien werden als primäre und sekundäre Kontrolle bezeichnet (Heckhausen & Schulz, 1995; Rothbaum et al., 1982). Primäre Kontrolle bezeichnet dabei solche Aktivitäten, die sich direkt auf den Erhalt von Kontrolle, die Zielerreichung und die Beseitigung von Hindernissen beziehen. Mit zunehmendem Alter beispielsweise und einem zunehmenden Verlust von direkten Einflussmöglichkeiten spielt dann die sekundäre Kontrolle

Stress als Statusmerkmal

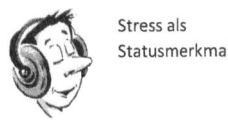
Selbstregulation

eine bedeutsame Rolle beim Umgang mit solchen Problemen. Sekundäre Kontrolle meint z. B. die positive Umdeutung von Verlusten und Einbußen oder das Aufgeben nicht erreichbarer Ziele. Der Begriff der sekundären Kontrolle ist jedoch insofern ungünstig, da er impliziert, die betroffene Person könne tatsächlich und aktiv Einfluss auf die Bewältigung nehmen. Dies ist jedoch nicht der Fall. Weder kann sie das potenziell stresserzeugende Ereignis kontrollieren noch die positive kognitive Umdeutung. Vielmehr kann sekundäre Kontrolle als ein Bewältigungsgeschehen mit „Widerfahrnischarakter" aufgefasst werden, das sich einstellt und nicht aktiv kontrolliert werden kann.

Assimiliation und Akkommodation

Ganz ähnlich unterscheiden Brandtstädter und Renner (1990) sowie Brandtstädter und Rothermund (2002) zwischen assimilativen und akkommodativen Bewältigungsprozessen. Assimilative Bewältigung meint die individuellen Bemühungen, vorhandene Ist-Soll-Diskrepanzen durch die aktive Veränderung des Ist-Zustands zu überwinden. Gelingt dies nicht oder nur unzureichend, dann sorgen akkommodative Mechanismen dafür, dass die Diskrepanz durch eine Regulation des Soll-Zustandes (z. B. Absenkung des Anspruchsniveaus) aufgelöst wird. Die Akkommodation hat dabei den eben angesprochenen Widerfahrnischarakter, was hier bedeutet, dass wir uns nicht für eine Anpassung des Soll-Zustandes entscheiden können, sondern dass diese Regulation passiert. Insofern kann die Akkommodation auch nicht als Bewältigungsstrategie bezeichnet werden, eher als Bewältigungsgeschehen. Auch für diese beiden Prozesse lassen sich altersgebundene Effekte beobachten. Mit zunehmendem Alter verschieben sich die Bewältigungsbemühungen zunehmend zugunsten der akkommodativen Bewältigungsformen und ermöglichen auf diese Weise, trotz faktisch zunehmender Einbußen u. a. in vielen körperlichen und psychischen Funktionsbereichen (Entwicklungsverluste), das Aufrechterhalten einer stabilen und als kontinuierlich erlebten Selbstkonzeption.

3.2.3 Modell der Ressourcenerhaltung

Stress als Nettoverlust von Ressourcen

Das transaktionale Modell fokussiert auf intrapsychische Prozesse bei der Erklärung und Beschreibung von Stressphänomenen, bezieht aber die (soziale) Umwelt nur indirekt als Ergebnis von Bewertungen mit ein. Hobfoll (1988, 2011) schlägt deswegen ein anderes, psychologisches Stressmodell vor, welches die Stressentstehung und -bewältigung auch unter Einbezug objektiver Umweltfaktoren erklären möchte. Sein Modell der Ressourcenerhaltung (*model of conservation of re-*

sources) geht von der grundlegenden Annahme aus, dass Menschen die Qualität und Quantität ihrer Ressourcen erhalten möchten. Auch wird angenommen, dass Ressourcenverluste schwerer wiegen als Ressourcengewinne. Ressourcen sind dabei definiert als wertvolle Objekte, persönliche Merkmale, Bedingungen oder Energien des Individuums bzw. die Mittel zur Erreichung dieser Objekte, Merkmale, Bedingungen und Energien (Hobfoll, 1988, S. 26). Stress ergibt sich immer dann, wenn ein Nettoverlust an Ressourcen droht, wenn dieser Nettoverlust bereits eingetreten ist oder wenn es keinen Ressourcengewinn gibt, nach dem Ressourcen eingesetzt wurden. Hobfoll (1988) gibt dazu ein Beispiel: Ein Student fällt bei seiner ersten Bachelorabschlussprüfung durch. Dies wird von ihm als Verlust mehrerer Ressourcen wahrgenommen, die er zuvor schon zu besitzen meinte. Er verliert Selbstwertgefühl, eine Empfehlung für das eigentlich geplante Masterstudium, die Möglichkeit des gesellschaftlichen Aufstiegs und den Schlüssel für das Auto der Eltern. Das Modell der Ressourcenerhaltung geht nun davon aus, dass der Student diesen Ressourcenverlust wahrnimmt und anschließend versucht, ihn zu minimieren, indem er andere Ressourcen dafür ausgibt. Er wird sozialen Support in Anspruch nehmen, um sein Selbstwertgefühl zu stützen; er wird Zeit investieren, um die Wiederholungsprüfung erfolgreich zu meistern, und er wird einen Teil seines Stolzes dafür aufwenden, seine Eltern davon zu überzeugen, ihm eine zweite Chance zu geben (Hobfoll, 1988, S. 26 f.).

Das Modell der Ressourcenerhaltung hat neben dem Transaktionsmodell von Lazarus in den letzten Jahren viel Aufmerksamkeit bekommen und sich vor allem im Zusammenhang mit Burnout als hilfreiches Modell erwiesen, auch weil sich daraus direkte Präventionsansätze zum Ressourcenerhalt ableiten lassen (vgl. dazu z. B. Hobfoll & Freedy, 1993; Hobfoll, 2011).

3.3 Sozialstruktureller Stress

Die bisher vorgestellten Modelle lassen soziale und materielle Bedingungen bei der Entstehung von Stress völlig außer Acht. Im Stressmodell von Pearlin (Pearlin, 1989; Pearlin et al., 1981) wird deren Rolle dagegen betont. Das Modell berücksichtigt in viel stärkerem Ausmaß unser soziales Eingebettetsein und die Folgen davon. Die Ursache von Stress wird primär nicht in einzelnen Stressoren (wie bei Selye) oder intrapsychischen Bewertungsprozessen (wie bei Lazarus), sondern vor allem in den sozialen Bedingungen gesehen, in denen wir leben. Ein Fokus liegt dabei auf den andauernden, strukturell angelegten Rollenbelastungen (*role strains*), die wir erleben und die die sozialen Erwartungen an uns widerspiegeln. Solche Rollenbelastungen können sich nach Pearlin (1989)

- auf die Aufgabe beziehen, die in einer Rolle zu erfüllen ist (z. B. Überforderung),
- aus interpersonalen Konflikten innerhalb einer Rolle ergeben (z. B. Ehekonflikte wegen ungleicher Aufgabenverteilung),
- auf intrapersonalen Konflikten basieren, die sich aus den mehrfachen Rollen ergeben, die wir auszufüllen haben (z. B. Vater/Mutter und berufstätige Person),
- durch das Bekleiden einer unerwünschten Rolle ergeben, in die man sich notgedrungen hineinbegeben hat (z. B. die Rolle als Hausfrau),
- durch den Verlust (z. B. in Rente gehen) oder Zugewinn von sozialen Rollen ergeben oder
- durch Umstrukturierungen innerhalb einer sozialen Rolle entstehen (z. B. verändert sich die Vaterrolle, wenn die Kinder ausziehen).

Chronische Rollenbelastungen als Risiko

Diese (chronischen) Rollenbelastungen wirken sich dabei auf das Selbstkonzept der betroffenen Person aus und führen zu Kontrollverlust, also dem Gefühl, die Dinge nicht im Griff zu haben und einem damit einhergehenden Selbstwertverlust.

Das Modell von Pearlin ist auch deshalb von Interesse, weil es uns die Möglichkeit bietet, Phänomene wie beispielsweise die Gesundheitsungleichheit tatsächlich auch mit sozialen Bedingungen, also extrapersonalen Faktoren, in Verbindung zu bringen. Dies ist insofern von Bedeutung, als dass damit auch andere Interventionsmöglichkeiten in Betracht gezogen werden, die sich nicht nur auf die subjektive Bewertung des Einzelnen richten und ihn sozusagen in der Verantwortung lassen, sondern auf Veränderungen der sozialen Rahmenbedingungen zielen (ein Problem, das wir noch ausführlich in ▶ Kap. 8 reflektieren werden).

3.4 Kritische Lebensereignisse und tägliche Belastungen

Haben wir uns bisher mit Theorien beschäftigt, die allesamt versuchen, den Entstehungsprozess von Stress zu beleuchten, kann auch die Frage interessant sein, ob womöglich bestimmte Ereignisse prädestiniert dafür sind, Stress bei uns auszulösen. Wir lenken den Blick damit weg von intrapsychischen Prozessen und hin auf externe Ereignisse. Im Fokus beispielsweise der *Life-Event*-Forschung stehen die kritischen Lebensereignisse (Filipp & Aymanns, 2018). Aber auch die alltäglichen, kleinen Belastungen (*daily hassles*; Kanner et al., 1981) werden vor diesem Hintergrund als bedeutsame Stressoren diskutiert.

3.4.1 Kritische Lebensereignisse

Kritische Lebensereignisse sind allgemein solche Ereignisse, die mit gravierenden Folgen für das Individuum einhergehen und die meistens eine personale und/oder soziale Neuorientierung von den betroffenen Personen verlangen.

> "Kritische Lebensereignisse bringen unser Leben aus dem Takt; sie werfen uns aus der (von uns eingeschlagenen, womöglich sogar ‚vorgezeichneten') Bahn; sie durchkreuzen unsere Pläne; sie stellen unsere Überzeugungen und das, was wir für richtig erachtet und woran wir geglaubt haben, auf den Prüfstand." (Filipp & Aymanns, 2018, S. 27)

Kritische Lebensereignisse stellen demnach Krisen, Wendepunkte im Leben der Betroffenen dar. Sie können negativ (Tod des Partners) oder positiv sein (Geburt des ersten Kindes). In jedem Fall sind sie, aufgrund fehlender, unzugänglicher oder ungenutzter Anpassungsmöglichkeiten, eine Bedrohung für die physische und psychische Unversehrtheit der Person, mit anderen Worten: Kritische Lebensereignisse sind Stressoren.

Es lassen sich drei Typen von Ereignissen unterscheiden. Altersgebundene Lebensereignisse sind Ereignisse, die uns mit hoher Wahrscheinlichkeit in einem bestimmten Alter ereilen und die daher zumindest statistisch „normal" sind. Beispiele: Geburt des Kindes, Rente. Auch gibt es für diese Ereignisse z. T. gesellschaftlich-kulturelle Rituale, die den Umgang damit erleichtern können (z. B. durch soziale Unterstützung). Auch können wir uns zumindest in Maßen auf diese Ereignisse einstellen, wodurch sie häufig ihren kritischen Charakter verlieren.

Als epochalnormierte Lebensereignisse werden Ereignisse wie Krieg, Flucht oder Naturkatastrophen bezeichnet, also Ereignisse, die man nicht allein erleidet, sondern kollektiv. Auch das kann als hilfreiche Ressource angesehen werden, da ich mich mit anderen Menschen, denen das Gleiche widerfahren ist, darüber austauschen kann und gegenseitige Unterstützung gewährt wird.

Schließlich gibt es die nonnormativen Lebensereignisse, die eine geringe Auftretenswahrscheinlichkeit haben und deren Eintreten deswegen als besonders belastend und schwerwiegend erlebt wird. Es gibt weder eine Vorbereitung noch

Wendepunkte

Nonnormative Ereignisse sind besonders belastend

eine adäquate Antwort darauf. Auch kann noch nicht einmal der Gedanke trösten, damit nicht allein zu sein. Beispiele sind eine unerwartete Schwangerschaft, eine Missbrauchserfahrung oder eine plötzlich diagnostizierte Krebserkrankung.

Gemessen werden stressauslösende Lebensereignisse z. B. mit Hilfe der „Social Readjustment Rating Scale" (Holmes & Rahe, 1967), die 43 Ereignisse und deren Ausmaß an erforderlicher Neuanpassung auflistet. So besitzt z. B. das Ereignis „Tod des Ehepartners" den maximalen Stresswert 100, die Scheidung kommt auf 73, Berufswechsel auf 36 und ein Wohnungswechsel auf 20. Die Skala beinhaltet auch gemeinhin als positiv bezeichnete Ereignisse wie z. B. Heirat oder Weihnachten, die ebenfalls eine Neuanpassung veranlassen. Kritisch anzumerken ist, dass die Zuordnung von Ereignis und Anpassungslevel auf einer konkreten Studie basiert und kaum als allgemeingültige Angabe betrachtet werden kann. Es würde auch wenig Sinn machen, Ereignisse ohne Einbezug der persönlichen Situation, Kompetenzen und Ressourcen mit einem festen Anpassungsniveau anzugeben. Was für die eine Person stressreich und belastend sein mag, ist für die andere stresslösend und befreiend.

Kritische Lebensereignisse gehen mit z. T. erheblichen Beeinträchtigungen (auch gesundheitlichen) im Leben der Betroffenen einher (z. B. Luhmann et al., 2012). Sie treten allerdings mit geringerer Wahrscheinlichkeit auf und sind daher für die Stressforschung nicht so zentral, zumal es Belege dafür gibt, dass selbst sehr belastende Ereignisse wie Unfälle oder Behinderungen nicht generell mit bleibenden Belastungen assoziiert sind und sich die Zufriedenheit der Betroffenen nach einer gewissen Zeit der Anpassung an die veränderte Situation kaum von der einer Vergleichsgruppe unterscheidet (Brickman et al., 1978). Bedeutsamer und im Zeitverlauf belastender sind dafür die vielen, täglichen, kleinen unangenehmen Dinge, denen wir ausgesetzt sind und deren Wirkung sich über die Zeit aufsummieren kann.

3.4.2 Alltägliche Belastungen

Wir alle erleben täglich die unterschiedlichsten Belastungen (*daily hassles*; Kanner et al., 1981; DeLongis et al., 1988), die häufig kräftezehrend und frustrierend sind und sich auf unser Wohlbefinden auswirken können (Lu, 1991). Dazu zählen etwa Auseinandersetzungen mit dem Partner oder der Familie, finanzielle Sorgen, aufreibende Verkehrssituationen, überfüllte öffentliche Verkehrsmittel und Verspätungen, Auseinandersetzungen mit Kunden und Kundinnen oder Kollegen und Kolleginnen. Zahlreiche Studien konnten zeigen, dass diese Alltagsbelastungen nicht nur direkt unser Wohlbefinden belasten, sondern auch indirekt zu ungesunden Verhaltensweisen führen können. O'Connor et al. (2008) zeigten etwa, dass Alltagsbelastungen mit ungesundem Ernährungsverhalten (viel zucker- und fetthaltige Snacks) assoziiert waren. Es gibt mittlerweile zahlreiche Instrumente, mit denen man *daily hassles* erfassen kann (vgl. z. B. Udayar et al., 2021). Ein Problem bei der Erfassung von Alltagsbelastungen ist, dass häufig nicht ganz klar ist, ob Symptome erfasst werden oder Ursachen (Dohrenwend et al., 1984; Lu 1991). Beispiel: Ist das Item „Ärger mit dem Vorgesetzten" aus der Skala von Holmes und Rahe (1967) ein Symptom für Stress oder ein stressverursachendes Ereignis?

3.5 Persönlichkeit und Krankheit

Zeigt uns die Betrachtung von kritischen Lebensereignissen und Alltagsbelastungen, wie äußere Faktoren Einfluss auf unsere Gesundheit nehmen, stellt sich darüber hinaus die Frage, ob auch dispositionelle Faktoren, insbesondere unsere Persönlichkeit, Einfluss auf unsere Gesundheit bzw. Krankheit haben. Besondere Beachtung fanden etwa Forschungen zum Zusammenhang der „Typ-A-Persönlichkeit" mit koronaren Herzerkrankungen (Friedman, 1996; Friedman & Rosenman, 1959). Menschen mit „Typ A–Verhalten" lassen sich als ungeduldig und ehrgeizig beschreiben und neigen zur Reizbarkeit, Feindseligkeit und Aggressivität. Personen ohne Typ-A-Verhalten werden als Typ B kategorisiert und sind durch mehr Zufriedenheit und Gelassenheit gekennzeichnet. Zunächst fanden sich tatsächlich Daten, die einen Zusammenhang zwischen Typ-A-Verhalten und Herzerkrankungen zu belegen schienen (vgl. hier und nachfolgend Faltermaier, 2017). Eine mögliche Ursache dafür könnte beispielsweise sein, dass Typ-A-Personen sich häufig in Stresssituationen befinden, z. B. weil sie beruflich besonders gefordert sind. Für diese Interpretation sprach auch, dass die Typ-A-Merkmale gut dem Stereotyp des „gestressten Managers" entsprechen. Heute weiß man allerdings, dass es weniger die Manager sind, die „kardiotoxische" (von Känel, 2016, S. 1483) Eigenschaften auf sich vereinen, sondern insbesondere Menschen mit einem tieferen sozioökonomischen Status. Vom Typ-A-Verhaltensmuster als Risikofaktor geht man heute auch nicht mehr aus. Vielmehr hat man dieses Verhaltenssyndrom in seine Einzelheiten zerlegt und die Wirkfaktoren analysiert, die für koronare Erkrankungen maßgeblich sind, darunter vor allem ein hohes Maß an Feindseligkeit und Ärgerbereitschaft (van Känel 2016; Mittag, 1999; Kupfer, 1993).

Typ-A-Persönlichkeit

Big Five

Neben der Typ-A-Persönlichkeit wurde auch noch die Typ-C-Persönlichkeit, die Krebs-Persönlichkeit, gesucht, was empirisch ebenfalls zu keinen nachhaltigen Befunden führte (Faltermaier, 2017).

Belege zwischen Persönlichkeitsmerkmalen und Krankheit gibt es aber in Bezug auf die Big-Five-Persönlichkeitsmerkmale. So finden sich immer wieder Zusammenhänge z. B. zwischen hoher Neurotizismusausprägung (emotionale Labilität, Ängstlichkeit) und Stress (z. B. Schneider, 2004). Auch neigen Personen mit hohen Neurotizismuswerten zu gesundheitlich riskantem Verhalten (Goodwin & Friedman, 2006). Demgegenüber weisen Menschen mit hoher Ausprägung auf der Dimension Gewissenhaftigkeit generell eher bessere Gesundheitsindikatoren auf (Goodwin & Friedman, 2006; Dash et al., 2019). Für (hohen) Neurotizismus, (niedrige) Verträglichkeit und (niedrige) Gewissenhaftigkeit finden sich darüber hinaus Zusammenhänge mit der Neigung, Suchterkrankungen zu entwickeln (Dash et al., 2019). Persönlichkeitsmerkmale hängen aber nicht nur direkt mit Gesundheit bzw. Krankheit zusammen, sondern werden beispielsweise als distale Verhaltensprädiktoren (Norman & Conner, 2015) angesehen, die Verhaltenseinstellungen generell beeinflussen können. So finden sich sowohl für Gewissenhaftigkeit als auch für Verträglichkeit Zusammenhänge mit gesundheitsfördernden Verhaltensweisen, während Neurotizismus mit weniger gesundheitsfördernden Verhaltensweisen verbunden ist (Lemos-Giráldez & Fidalgo-Aliste, 1997; Ingledew & Brunning, 1999; Booth-Kewley & Vickers Jr., 1994; vgl. auch Resilienz und Big Five bei Oshio et al., 2018). Auch für das dispositionelle Merkmal „sensation seeking" finden sich Zusammenhänge mit Risikoverhalten (Zuckerman, 1988). In letzter Zeit rücken zunehmend auch die drei Dimensionen Narzissmus, Machiavellismus und Psychopathie, zusammengenommen als sogenannte „Dunkle Triade", in den Fokus verschiedener Analysen (z. B. Kajonius & Björkman, 2020; Noser et al., 2014), mit nach wie vor uneindeutiger Befundlage. Narzissmus kann beispielsweise sowohl als Stresspuffer wirken (Lyons et al., 2019) oder gar im Sinne mentaler Härte (*mental toughness;* Papageorgiou et al., 2019) verstanden werden, als auch mit erhöhtem Stress einhergehen (Kajonius & Björkman, 2020).

Insgesamt ist die Befundlage zu Persönlichkeitsmerkmalen und Krankheit mit Vorsicht zu betrachten. Zum einen haben wir mit dem biopsychologischen Modell bereits zu Beginn unserer Ausführungen darauf hingewiesen, dass der multiperspektivische Ansatz, der soziale, materielle, biologische, dispositionelle Faktoren und die entsprechenden Wechselwirkungen berücksichtigt, einem monokausalen Ansatz vorzuziehen ist. Darüber hinaus ist mit dem Vorfinden von Zusammenhängen zwischen Persönlichkeitsmerkmalen und Krankheit noch keine Aussage über die zugrunde liegenden Prozesse und Wirkmechanismen getroffen worden. Der Nachweis über die „ätiologischen Wirkungen" von Persönlichkeitsmerkmalen, der Beleg, dass eine bestimmte Merkmalskombination die Kausalursache für eine bestimmte Krankheiten sein soll, ist nach wie vor nicht erbracht (Faltermaier, 2017). Vielversprechender ist es, Zusammenhänge zwischen Persönlichkeit und Risikoverhalten (Ernährung, Bewegung, Rauchverhalten) bzw. Lebensstil zu untersuchen – zwei Faktoren, deren Einfluss auf unsere Gesundheit empirisch schon gut belegt ist

3.6 Sozial-materielle Faktoren

Weitere wichtige Einflüsse auf unsere Gesundheit/Krankheit haben äußere Umstände, soziale, materielle oder kulturelle. Sie beeinflussen beispielsweise unseren Zugang zu (Gesundheits-)Wissen und allgemein Bildung, den Zugriff auf gesunde Ernährung, ein entsprechendes Einkommen, um sich Gesundheit leisten und gegen Krankheiten Maßnahmen ergreifen zu können. Auch unsere Arbeitsbedingungen, unser sozialer Status beeinflussen in starkem Maße das Risiko- bzw. Gesundheitsverhalten (WHO, 2009; Braveman & Gottlieb, 2014). Wie stark unsere soziale Position Einfluss auf unsere Gesundheit nimmt, belegen beispielsweise Zahlen der Studie zur Gesundheit Erwachsener in Deutschland des Robert Koch-Instituts in den Jahren 2008–2011 (Robert Koch-Institut 2015). Niedriger sozialer Status ist hier mit Krankheiten wie Herzinfarkt, Schlaganfall, Diabetes oder Depression assoziiert. Gleiches gilt für ungesunde Ernährung, Übergewicht und Verhaltensauffälligkeiten. Konkret zeigen sich beispielsweise Unterschiede in Bezug auf das Einkommen. Frauen mit niedrigem Einkommen haben eine um 8 Jahre reduzierte Lebenserwartung im Vergleich zu Frauen mit hohem Einkommen, bei Männern beträgt dieser Unterschied sogar 11 Jahre. Besonders starke Unterschiede finden sich beim Übergewicht. So ist das Risiko für Adipositas bei Frauen mit niedrigem Sozialstatus im Vergleich zu Frauen mit höherem Sozialstatus nach Kontrolle für Altersunterschiede mehr als viermal so hoch, bei Männern mehr als doppelt so hoch. Und auch psychische Störungen sind bei Menschen aus unteren Statusgruppen weitaus wahrscheinlicher. So liegt die 12-Monats-Prävalenz für irgendeine psychische Störung bei Frauen mit niedrigem Status bei 43,3 %, bei Frauen mit höherem Status bei 27,4 %; bei Män-

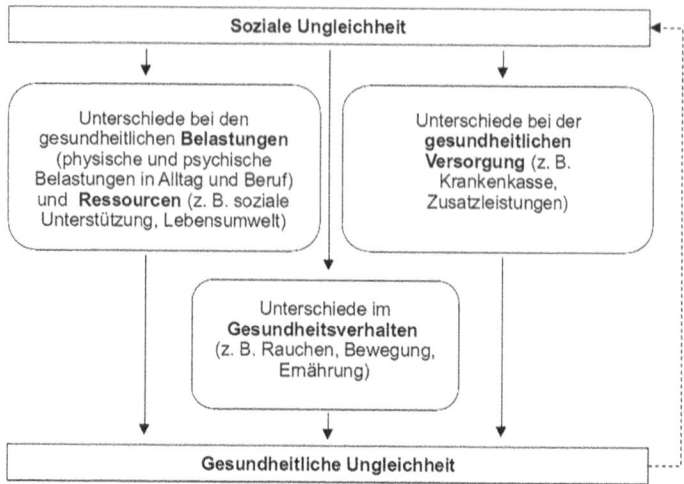

◘ Abb. 3.4 Modell der gesundheitlichen Ungleichheit von Mielck (2005)

nern ist das Verhältnis 32,3 % zu 17,7 %. Darüber hinaus ist Arbeitslosigkeit sowohl eine Folge von gesundheitlichen Beeinträchtigungen als auch ein Risikofaktor dafür.

Gesundheitliche Ungleichheit

Ein häufig zitiertes Modell zur Erklärung dieser gesundheitlichen Ungleichheit stammt von Mielck (2005) (◘ Abb. 3.4), das sich verkürzt mit der Aussage beschreiben lässt: Armut macht krank (wobei Krankheit umgekehrt dann auch arm machen kann). Maßgeblich für unsere Gesundheit sind danach unsere Lebensverhältnisse, die unseren Gesundheitszustand direkt bzw. über unser Gesundheitsverhalten beeinflussen. Darüber hinaus müssen Unterschiede bei der gesundheitlichen Versorgung (z. B. unterschiedliche Leistungen bei privaten und gesetzlichen Krankenkassen), bei der Inanspruchnahme gesundheitlicher Leistungen (die u. U. zusätzliche Kosten verursachen) und der Qualität der Leistungen (z. B. Dauer des Arzt-Patienten-Gesprächs) berücksichtigt werden. Interventionen hin zu mehr Gesundheit sollten sich daher nicht nur auf Veränderungen individuellen Verhaltens beschränken, sondern auch an einer Veränderung der Lebensumstände ansetzen.

Zusammenhänge zwischen Armut und Gesundheit

Zusammenhänge zwischen Gesundheit und Armut lassen sich bereits bei Kindern und Jugendlichen festhalten. Daten aus der Studie zur Gesundheit von Kindern und Jugendlichen in Deutschland (KiGGS; Lampert & Kuntz, 2019) zeigen, dass „Kinder und Jugendliche aus sozial benachteiligten Familien geringere Gesundheitschancen haben" (Lampert & Kuntz, 2019, S. 1263). Während beispielsweise 1,6 % der 3- bis 17-jährigen Kinder aus Familien mit hohem Einkommen eine schlechte subjektive Gesundheit haben, sind es bei den Kindern und Jugendlichen aus Familien mit niedrigem Ein-

3.6 · Sozial-materielle Faktoren

kommen 8 %. Auch dauerhafte gesundheitliche Einschränkungen sind bei Kindern und Jugendlichen aus Familien mit niedrigem Einkommen deutlich höher ausgeprägt als bei Kindern aus Familien mit hohem Einkommen (6 % zu 2,1 %). 23,1 % der Kinder und Jugendlichen aus Familien mit niedrigem Einkommen sind psychisch auffällig, bei denen aus Familien mit hohem Einkommen sind es 9,2 %. Bei Ernährungsverhalten, Bewegung und Übergewicht verhält es sich ebenso, stets sind die Kinder und Jugendlichen aus Familien mit niedrigem Einkommen stärker belastet als die Kinder aus Familien mit mittlerem oder höherem Einkommen.

Diese Befunde zur gesundheitlichen Ungleichheit sind auch Ausgangspunkt der Lebensstilforschung (z. B. Glendinning et al., 1995), die nicht einzelne Wirkdimensionen auf Krankheit/Gesundheit zu isolieren versuchen, sondern das gesamte Lebenssetting von Menschen ins Visier nehmen, d. h. materielle Bedingungen, (sub-)kulturelle Faktoren, familiäre, schulische und arbeitsplatzbezogene Faktoren. Als Risko-Lebensstilfaktor gesellt sich dann zu den bekannten Faktoren wie zu wenig Bewegung und ungesundes Essen in den letzten Jahren zunehmend ein gesteigerter Medienkonsum, der insbesondere bei Jugendlichen mit schlechterer subjektiver Gesundheit, psychosomatischen Beschwerden und anderen Risikoverhaltensweisen wie Rauchen, Alkoholkonsum oder negativem Sozialverhalten (*bullying*) einhergeht (Richter et al., 2021). Hoher Medienkonsum geht darüber hinaus mit höherem Gewicht (z. B. Robinson et al., 2017), einer reduzierten Schlafqualität (z. B. Genuneit et al., 2018), einer höheren Neigung zu Angst und Depressionen (z. B. Shensa et al., 2018) oder auch Partnerschaftsproblemen (Dijkstra et al., 2010) einher, um nur einige Befunde zu nennen. Da viele Studien allerdings nur Zusammenhänge aufdecken, bleibt in vielen Fällen die Frage nach den eigentlichen Wirkzusammenhängen unbeantwortet. Armut allein und an sich mag als Kausalerklärung für viele Fälle nicht ausreichen.

Lebensstilforschung

Selbstreflexion: Risikowahrnehmung
Unser Gesundheitsverhalten wird auch durch unsere Risikowahrnehmung beeinflusst. Also machen wir den Test. Hand aufs Herz, wie hoch schätzen Sie Ihr eigenes Risiko für folgende Krankheiten ein?
(a) Krebserkrankung
(b) Herzinfarkt
(c) Depression

Geben Sie jeweils einen Prozentwert zwischen 0 und 100 an und berechnen dann den Durchschnitt aus diesen drei Werten.

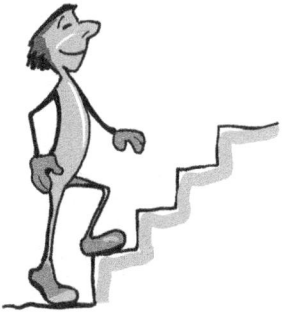

> **Ihr durchschnittlich wahrgenommenes Risiko liegt bei:** ___
> Und jetzt noch eine weitere Frage: Wie schätzen Sie das Risiko einer durchschnittlichen in Deutschland lebenden Person ein, an diesen Krankheiten zu erkranken? Geben Sie bitte erneut für jede Krankheit einen Wert zwischen 0 und 100 an und berechnen dann den Mittelwert.
> **Das durchschnittlich geschätzte Risiko der Menschen in Deutschland liegt bei:** ___
> Falls Ihr eigener Mittelwert, unter dem der „anderen" liegt, dann hat auch bei Ihnen der optimistische Fehlschluss zugeschlagen (▶ Abschn. 3.7) und Sie haben sich selbst als weniger verwundbar eingeschätzt als die anderen Menschen, an die Sie gedacht haben.

3.7 Motivationale Faktoren

Optimistischer Fehlschluss

Einfluss auf Gesundheitsverhalten und die Risikowahrnehmung können überdies Verarbeitungsheuristiken und *biases* (Urteilsverzerrungen) haben, etwa der sogenannte optimistische Fehlschluss (*optimistic bias*; Weinstein & Klein, 1996). Damit wird unsere Tendenz beschrieben, das eigene Risiko als geringer als das „der Anderen" (oder Peers) einzuschätzen (vgl. dazu auch „motiviertes Denken" (*motivated reasoning*), Kunda, 1990). Wie Weinstein (1988) ausführte, erfolgt die Risikowahrnehmung in drei Stufen: Auf der ersten Stufe sind wir uns der möglichen Risiken völlig unbewusst. Auf Stufe zwei kennen wir die Bedrohung, halten sie aber für uns persönlich für irrelevant. Erst auf der dritten Stufe sehen wir die Bedrohung als für uns persönlich relevant an und beginnen, über entsprechende Maßnahmen nachzudenken. In vielen Fällen erreichen wir aufgrund der Wahrnehmungs- und Verarbeitungsverzerrungen maximal Stufe 2. Es trifft halt immer die anderen.

Selbstbestimmungstheorie

Auch müssen motivationale Faktoren bei der Erklärung und Vorhersage gesundheitsorientierter Verhaltensweisen berücksichtigt werden. Hier hat sich in den letzten Jahren insbesondere die in der Selbstbestimmungstheorie (*self-determination theory*; Ryan & Deci, 2000) gemachte Unterscheidung zwischen eher autonomer (intrinsischer) und eher external kontrollierter (extrinsischer) Motivation als ein brauchbarer Ansatz erwiesen, z. B., wenn es um die Einhaltung der Medikation geht (Williams et al., 1998), um Gewichtsreduktion bei Übergewicht (Williams et al., 1996) oder in Bezug auf die Tabakentwöhnung (Williams et al., 2002).

3.7 · Motivationale Faktoren

Darüber hinaus gibt es noch zahlreiche weitere Einflussfaktoren, die auf konkretes situatives Verhalten ebenso wie auf dessen Beibehaltung einwirken können, die alle hier aufzuführen den Rahmen sprengen würde (ein Überblick findet sich z. B. bei Norman & Conner, 2015).

❓ Prüfungsfragen

1. Erläutern Sie aus einer biologischen Perspektive, was Stress bedeutet und welche Funktionen damit verbunden sind.
2. Welche Stressphasen lassen sich nach Selyes Stresstheorie unterscheiden und was passiert in diesen Phasen?
3. Nehmen Sie kritisch zu Selyes Stresstheorie Stellung.
4. Erläutern Sie das transaktionale Stressmodell und heben Sie die Unterschiede zu dem Modell von Selye hervor.
5. Welche Bewältigungsstrategien unterscheidet das transaktionale Stressmodell? Geben Sie dazu jeweils konkrete Beispiele.
6. Was kann man unter primärer und sekundärer Kontrolle verstehen?
7. Wie beschreibt das Modell der Ressourcenerhaltung das Zustandekommen von Stress?
8. Stress kann auch durch andauernde Rollenbelastungen entstehen. Erläutern Sie diese Vorstellung an einem Beispiel.
9. Was sind kritische Lebensereignisse und inwiefern spielen diese für unsere Gesundheit/Krankheit eine Rolle?
10. Gibt es so etwas wie die Krankheitspersönlichkeit? Was spricht dafür, was dagegen?
11. Welche anderen Faktoren – neben Persönlichkeit, Lebensereignissen – wirken sich noch auf unsere Gesundheit/Krankheit aus?
12. Wie kann man die gesundheitliche Ungleichheit erklären?
13. Inwiefern spielen motivationale Faktoren beim Gesundheitsverhalten eine Rolle? Machen Sie dazu ein Beispiel.

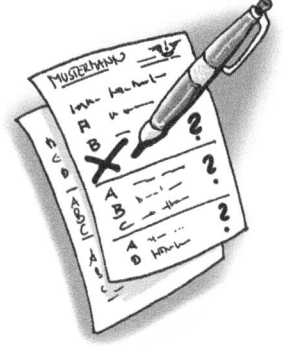

Zusammenfassung

- Es gibt keine einheitliche Definition von Stress.
- Stress kann als körperlicher, psychischer oder sozialstruktureller Stress beschrieben werden.
- Selye beschreibt Stress als Bedrohungssituation, auf die mit einer unspezifischen Reaktion geantwortet wird.
- Es werden drei Stressphasen unterschieden: Alarmreaktion, Widerstandsphase und Erschöpfungsphase.
- Man kann zwischen schlechtem Stress (*distress*) und gutem Stress (*eustress*) unterscheiden.

– Im transaktionalen Stressmodell wird Stress als Beziehung zwischen Person und Umwelt beschrieben, die als belastend erlebt wird.
– Entscheidend für das Entstehen von Stress sind Bewertungsprozesse, an deren Ende sich die Person nicht in der Lage sieht, angemessen auf eine wahrgenommene Bedrohung zu reagieren.
– Es kann zwischen problemorientierten und emotionsorientierten Bewältigungsstrategien unterschieden werden.
– Primäre und sekundäre Kontrolle sind ebenso wie Assimilation und Akkommodation weitere Möglichkeiten im Umgang mit Belastungen
– Das Modell der Ressourcenerhaltung bezieht objektive Umweltgegebenheiten in der Betrachtung der Stressentstehung mit ein.
– Stress entsteht, wenn ein Nettoverlust an Ressourcen droht, wenn dieser Nettoverlust bereits eingetreten ist oder wenn es keinen Ressourcengewinn gibt.
– Stress kann auch als Folge von strukturell angelegten Rollenbelastungen beschrieben werden.
– Kritische Lebensereignisse lösen Stress aus und wirken sich negativ auf unser Wohlbefinden aus.
– Insbesondere nonnormative Lebensereignisse besitzen aufgrund ihres Einmaligkeitscharakters und ihrer Nichtvorhersehbarkeit ein großes Belastungspotenzial.
– Kleine, alltägliche Belastungen wirken sich ebenfalls auf unser Wohlbefinden aus.
– Persönlichkeitsmerkmale weisen zwar Zusammenhänge mit Krankheiten auf, die Wirkmechanismen sind aber noch nicht ausreichend klar.
– Materielle und soziale Faktoren beeinflussen unsere Gesundheit ebenfalls: Arme Menschen sind eher krank.
– Weitere Einflussgrößen sind unser Lebensstil und Mediennutzung, wobei auch hier die Wirkprozesse noch unklar sind.
– Schließlich wirken motivationale Faktoren z. B. über die Wahrnehmung von Risikofaktoren indirekt auf unser Gesundheits-/Krankheitsverhalten aus.

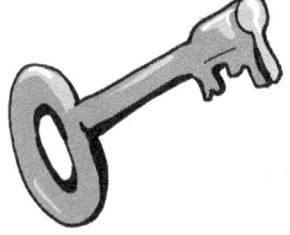

Schlüsselbegriffe
Akkommodation, Alarmreaktion, Assimilation, Distress, emotionsorientierte Bewältigung, Erschöpfungsphase, Eustress, *flight-or-fight*, Gesundheitsungleichheit, kritische Lebensereignisse, Medienkonsum, motiviertes Denken, optimistischer Fehlschluss, primäre Bewertung, problem-

orientierte Bewältigung, primäre und sekundäre Kontrolle, Ressourcenerhalt, Risiko-Lebensstil, Rollenbelastungen, sekundäre Bewertung, Selbstbestimmungstheorie, Stress, tägliche Belastungen (*dayly hassels*), transaktionales Stressmodell, Typ-A-Persönlichkeit, dunkle Triade, Widerstandsphase

Literatur

Booth-Kewley, S., & Vickers, R. R., Jr. (1994). Associations between major domains of personality and health behavior. *Journal of Personality, 62*(3), 281–298.

Brandtstädter, J. (1992). Personal control over development: Some developmental implications of self-efficacy. In R. Schwarzer (Hrsg.), *Self-efficacy: Thought control of action* (S. 127–145). Hemisphere Publishing Corp.

Brandtstädter, J., & Baltes-Götz, B. (1990). Personal control over development and quality of life perspectives in adulthood. In P. B. Baltes & M. M. Baltes (Hrsg.), *Successful aging: Perspectives from the behavioral sciences* (S. 197–224). Cambridge University Press.

Brandtstädter, J., & Renner, G. (1990). Tenacious goal pursuit and flexible goal adjustment: Explication and age-related analysis of assimilative and accommodative strategies of coping. *Psychology and Aging, 5*, 58–67.

Brandtstädter, J., & Rothermund, K. (2002). The life-course dynamics of goal pursuit and goal adjustment: A two-process framework. *Developmental Review, 22*(1), 117–150.

Braveman, P., & Gottlieb, L. (2014). The Social Determinants of Health: It's Time to Consider the Causes of the Causes. *Public Health Reports, 129*(1_suppl2), 19–31.

Brickman, P., Coates, D., & Janoff-Bulman, R. (1978). Lottery winners and accident victims: Is happiness relative? *Journal of Personality and Social Psychology, 36*, 917–927.

Cannon, W. B. (1914). The emergency function of the adrenal medulla in pain and the major emotions. *American Journal of Physiology, 33*, 356–372.

Chrousos, G. P. (2009). Stress and disorders of the stress system. *Nature Reviews Endocrinology, 5* (7), 374–381.

Cooper, C., & Dewe, P. J. (2008). *Stress: A brief history*. Blackwell Publishing.

Dash, G. F., Slutske, W. S., Martin, N. G., Statham, D. J., Agrawal, A., & Lynskey, M. T. (2019). Big Five personality traits and alcohol, nicotine, cannabis, and gambling disorder comorbidity. *Psychology of Addictive Behaviors, 33*, 420–429.

DeLongis, A., Folkman, S., & Lazarus, R. S. (1988). The impact of daily stress on health and mood: Psychological and social resources as mediators. *Journal of Personality and Social Psychology, 54*, 486–495.

Dijkstra, P., Barelds, D. P. H., & Groothof, H. A. K. (2010). An inventory and update of jealousy-evoking partner behaviours in modern society. *Clinical Psychology & Psychotherapy, 17*(4), 329–345.

Dohrenwend, B. S., Dohrenwend, B. P., Dodson, M., & Shrout, P. E. (1984). Symptoms, hassles, social supports, and life events: Problem of confounded measures. *Journal of Abnormal Psychology, 93*(2), 222–230.

Faltermaier, T. (2017). *Gesundheitspsychologie. Grundlagen der Psychologie, Band 21* (2. überarbeitete und erweiterte Neuauflage). Stuttgart: Kohlhammer.

Ferring, D., & Filipp, S.-H. (1989). Bewältigung kritischer Lebensereignisse: Erste Erfahrungen mit einer deutschsprachigen Version der „Ways of

Coping Checklist". *Zeitschrift für Differentielle und Diagnostische Psychologie, 10,* 189–199.

Filipp, S.-H., & Aymanns, P. (2018). *Kritische Lebensereignisse und Lebenskrisen: Vom Umgang mit den Schattenseiten des Lebens* (2. Aufl.). Kohlhammer.

Fink, G. (2009). Stress: definition and history. In L. Squire (Hrsg.), *Encyclopedia of Neuroscience* (S. 549–555). Elsevier.

Folkman, S., & Lazarus, R. S. (1980). Analysis of coping in a middle-aged community sample. *Journal of Health and Social Behavior, 21,* 219–239.

Frey, D., Rez, H., & Hehnen, M. (2022). Weimar, Hitler und „die Deutschen" – ein sozialpsychologisches Bedingungssystem. *Psychologische Rundschau, 73*(2), 99–119.

Friedman, M. (1996). *Type a behavior: Its diagnosis and treatment.* Springer Science & Business Media.

Friedman, M., & Rosenman, R. H. (1959). Association of specific overt behavior pattern with blood and cardiovascular findings: blood cholesterol level, blood clotting time, incidence of arcus senilis, and clinical coronary artery disease. *Journal of the American Medical Association, 169*(12), 1286–1296.

Genuneit, J., Brockmann, P. E., Schlarb, A. A., & Rothenbacher, D. (2018). Media consumption and sleep quality in early childhood: Results from the Ulm SPATZ Health Study. *Sleep Medicine, 45,* 7–10.

Glendinning, A., Hendry, L., & Shucksmith, J. (1995). Lifestyle, health and social class in adolescence. *Social Science & Medicine, 41*(2), 235–248.

Goodwin, R. D., & Friedman, H. S. (2006). Health Status and the Five-factor Personality Traits in a nationally representative sample. *Journal of Health Psychology, 11*(5), 643–654.

Gross, J. J., & Thompson, R. A. (2007). Emotion regulation: Conceptual foundations. In J. J. Gross (Hrsg.), *Handbook of Emotion Regulation* (S. 3–24). Guilford Press.

Heckhausen, J., & Schulz, R. (1995). A life-span theory of control. *Psychological Review, 102,* 284–304.

Hobfoll, S. E. (1988). *The ecology of Stress.* Taylor & Francis.

Hobfoll, S. E. (2011). Conservation of resources theory: Its implication for stress, health, and resilience. In S. Folkman (Hrsg.), *The Oxford handbook of stress, health, and coping* (S. 127–147). Oxford University Press.

Hobfoll, S. E., & Freedy, J. (1993). Conservation of resources: A general stress theory applied to burnout. In W. B. Schaufeli, C. Maslach, & T. Marek (Hrsg.), *Professional burnout: Recent developments in theory and research* (S. 115–129). Taylor and Francis.

Holmes, T. H., & Rahe, R. H. (1967). The social readjustment rating scale. *Journal of Psychosomatic Research, 11*(2), 213–218.

Ingledew, D. K., & Brunning, S. (1999). Personality, preventive health behaviour and comparative optimism about health problems. *Journal of Health Psychology, 4*(2), 193–208.

Kajonius, P. J., & Björkman, T. (2020). Dark malevolent traits and everyday perceived stress. *Current Psychology, 39*(6), 2351–2356.

Kaluza, G., & Chevalier, A. (2018). Stressbewältigungstrainings für Erwachsene. In R. Fuchs & M. Gerber (Hrsg.), *Handbuch Stressregulation und Sport* (S. 143–162). Springer.

Kanner, A. D., Coyne, J. C., Schaefer, C., & Lazarus, R. S. (1981). Comparison of two modes of stress measurement: Daily hassles and uplifts versus major life events. *Journal of Behavioral Medicine, 4*(1), 1–39.

Krohne, H. W. (1997). Streß und Streßbewältigung. In R. Schwarzer (Hrsg.), *Gesundheitspsychologie* (2., überarbeitete und erweiterte Auflage, S. 264–283). Göttingen: Hogrefe.

Kunda, Z. (1990). The case for motivated reasoning. Psychological Bulletin, *108,* 408–498.

Literatur

Kupfer, P. (1993). Das Typ-A-Verhalten nach der Demontage – was bleibt? Bestandsaufnahme und aktueller Forschungstrend. *Zeitschrift für Klinische Psychologie, 22*(1), 22–38.

Lazarus, R. S. (1966). *Psychological stress and the coping process.* McGraw-Hill.

Lazarus, R. S., & Folkman, S. (1984). Stress, appraisal, and coping. Springer.

Lampert, T., & Kuntz, B. (2019). Auswirkungen von Armut auf den Gesundheitszustand und das Gesundheitsverhalten von Kindern und Jugendlichen. Bundesgesundheitsblatt - Gesundheitsforschung - Gesundheitsschutz, *62*(10), 1263–1274.

Lemos-Giráldez, S., & Fidalgo-Aliste, A. M. (1997). Personality dispositions and health-related habits and attitudes: A cross-sectional study. *European Journal of Personality, 11*(3), 197–209.

Lu, L. (1991). Daily hassles and mental health: A longitudinal study. *British Journal of Psychology, 82*(4), 441–447.

Luhmann, M., Hofmann, W., Eid, M., & Lucas, R. E. (2012). Subjective well-being and adaptation to life events: A meta-analysis. *Journal of Personality and Social Psychology, 102,* 592–615.

Lyons, M., Evans, K., & Helle, S. (2019). Do "Dark" Personality features buffer against adversity? The associations between cumulative life stress, the dark triad, and mental distress. *SAGE Open, 9*(1), 1–13.

Mason, J. W. (1975a). A historical view of the stress field Part I. *Journal of Human Stress, 1,* 6–12.

Mason, J. W. (1975b). A historical view of the field of stress Part II. *Journal of Human Stress, 1,* 22–36.

McEwen, B. S. (1998). Stress, adaptation, and disease: Allostasis and allostatic load. *Annals of the New York Academy of Sciences, 840*(1), 33–44.

Meichenbaum, D. H. (2012). *Intervention bei Stress. Anwendung und Wirkung des Stressimpfungstrainings.* Hogrefe.

Mielck A (2005). Soziale Ungleichheit und Gesundheit. Einführung in die aktuelle Diskussion. Huber.

Mittag, O. (1999). Feindseligkeit als koronarer Risikofaktor. *Zeitschrift für Gesundheitspsychologie, 7*(2), 53–66.

Norman, P., & Conner, M. (2015). Predicting and changing health behaviour: Future directions. In M. Conner & P. Norman (Hrsg.), *Predicting Health Behaviour* (3. Aufl., S. 324–371). McGraw-Hill.

Noser, A. E., Zeigler-Hill, V., & Besser, A. (2014). Stress and affective experiences: The importance of dark personality features. *Journal of Research in Personality, 53,* 158–164.

O'Connor, D. B., Jones, F., Conner, M., McMillan, B., & Ferguson, E. (2008). Effects of daily hassles and eating style on eating behavior. *Health Psychology, 27,* S20–S31.

Oshio, A., Taku, K., Hirano, M., & Saeed, G. (2018). Resilience and Big Five personality traits: A meta-analysis. *Personality and Individual Differences, 127,* 54–60.

Papageorgiou, K. A., Gianniou, F.-M., Wilson, P., Moneta, G. B., Bilello, D., & Clough, P. J. (2019). The bright side of dark: Exploring the positive effect of narcissism on perceived stress through mental toughness. *Personality and Individual Differences, 139,* 116–124.

Pearlin, L. I. (1989). The sociological study of stress. *Journal of Health and Social Behavior, 30*(3), 241–256.

Pearlin, L. I., Menaghan, E. G., Lieberman, M. A., & Mullan, J. T. (1981). The stress process. *Journal of Health and Social Behavior, 22*(4), 337–356.

Richter, M., Heilmann, K., & Moor, I. (2021). The Good, the Bad and the Ugly: Die Beziehung zwischen sozialer Mediennutzung, subjektiver Gesundheit und Risikoverhalten im Kindes- und Jugendalter. *Das Gesundheitswesen, 83*(3), 198–207.

Robert Koch-Institut (Hrsg.) (2015) Gesundheit in Deutschland. Gesundheitsberichterstattung des Bundes. Gemeinsam getragen von RKI und Destatis. RKI, Berlin. Online verfügbar unter https://www.rki.de/DE/Content/Gesundheitsmonitoring/Gesundheitsberichterstattung/GesInDtld/gesundheit_in_deutschland_2015.pdf (26.09.2022)

Robinson, T. N., Banda, J. A., Hale, L., Lu, A. S., Fleming-Milici, F., Calvert, S. L., & Wartella, E. (2017). Screen media exposure and obesity in children and adolescents. *Pediatrics, 140*(Supplement_2), S97–S101.

Rothbaum, F., Weisz, J. R., & Snyder, S. S. (1982). Changing the world and changing the self: A two-process model of perceived control. *Journal of Personality and Social Psychology, 42*, 5–37.

Ryan, R. M., & Deci, E. L. (2000). Intrinsic and Extrinsic Motivations: Classic Definitions and New Directions. Contemporary Educational Psychology, 25(1), 54–67.

Schnee, M., & Grikscheit, F. (2013). Gesundheitliche Kontrollüberzeugungen von Patienten in Disease Management Programmen. *Das Gesundheitswesen, 75*(6), 356–359.

Schneider, T. R. (2004). The role of neuroticism on psychological and physiological stress responses. *Journal of Experimental Social Psychology, 40*(6), 795–804.

Selye, H. (1946). The general adaptation syndrome and the diseases of adaptation. *The Journal of Clinical Endocrinology & Metabolism, 6*(2), 117–230.

Selye, H. (1956). *The stress of life*. McGraw-Hill.

Selye, H. (1976). *Stress in health and disease*. Butterworth-Heinemann.

Selye, H. (1979). *The stress of my life: A scientist's memoirs* (2. Aufl.). Van Nostrand and Reinhold Company.

Shensa, A., Sidani, J. E., Dew, M. A., Escobar-Viera, C. G., & Primack, B. A. (2018). Social media use and depression and anxiety symptoms: A cluster analysis. *American Journal of Health Behavior, 42*(2), 116–128.

Sterling, P., & Eyer, J. (1988). Allostasis: A new paradigm to explain arousal pathology. In S. Fisher & J. Reason (Hrsg.), *Handbook of life stress, cognition, and health*. John Wiley & Sons.

Udayar, S., Urbanaviciute, I., Morselli, D., Bollmann, G., Rossier, J., & Spini, D. (2021). The LIVES daily hassles scale and its relation to life satisfaction. *Assessment*, 10731911211047894.

von Känel, R. (2016). Evidenzbasierte Psychokardiologie – oder was vom Typ-A-Verhalten übrigblieb. *Praxis, 105*(25), 1483–1491.

Weinstein, N. D., & Klein, W. M. (1996). Unrealistic optimism: Present and future. Journal of Social and Clinical Psychology, 15, 1–8.

Weinstein, N. D. (1988). The precaution adoption process. Health Psychology: Official Journal of the Division of Health Psychology, *American Psychological Association, 7*(4), 355–386.

WHO (2009). Social determinants of health. Geneva: World Health Organization.

Williams, G. C., Grow, V. M., Freedman, Z. R., Ryan, R. M., & Deci, E. L. (1996). Motivational predictors of weight loss and weight-loss maintenance. *Journal of Personality and Social Psychology, 70*, 115–126.

Williams, G. C., Rodin, G. C., Ryan, R. M., Grolnick, W. S., & Deci, E. L. (1998). Autonomous regulation and long-term medication adherence in adult outpatients. Health Psychology, 17, 269–276.

Williams, G. C., Gagné, M., Ryan, R. M., & Deci, E. L. (2002). Facilitating autonomous motivation for smoking cessation. Health Psychology: Official Journal of the Division of Health Psychology, *American Psychological Association, 21*(1), 40–50.

Zuckerman, M. (1988). Sensation seeking, risk taking, and health. In M. P. Janisse (Hrsg.), *Individual differences, stress, and health psychology* (S. 72–88). Springer.

Was uns gesund macht

Inhaltsverzeichnis

4.1 Salutogenese – 63
4.1.1 Kohärenzgefühl – 64
4.1.2 Empirische Erfassung des Kohärenzgefühls – 65

4.2 Positive Psychologie – 67
4.2.1 Das Feld der Positiven Psychologie – 68
4.2.2 Flourishing – 68
4.2.3 Kritik an der Positiven Psychologie – 72

4.3 Glück, Wohlergehen und Gesundheit – 75

Literatur – 77

© Der/die Autor(en), exklusiv lizenziert an Springer-Verlag GmbH, DE, ein Teil von Springer Nature 2023
P. M. Bak, *Gesundheitspsychologie*, Angewandte Psychologie Kompakt,
https://doi.org/10.1007/978-3-662-67181-8_4

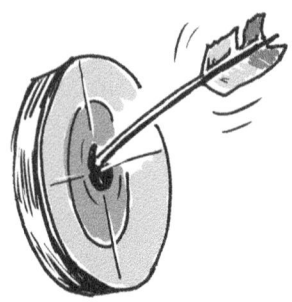

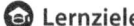 **Lernziele**

- Das Konzept der Salutogenese kennen und beschreiben können
- Das Kohärenzgefühl kennen und seine drei Dimensionen beschreiben können
- Die Grundgedanken der Positiven Psychologie kennen
- Den Begriff des „Flourishing" erläutern können
- Das Akronym PERMA und seine Bedeutung kennen
- Zusammenhänge zwischen Glück und Wohlergehen beschreiben können

Einführung

Bisher haben wir uns hauptsächlich mit Krankheit und risikoreichem Verhalten beschäftigt. Wir haben Stress als eine wichtige Ursache für Krankheit und beeinträchtigtes Wohlbefinden und viele Einflussfaktoren wie etwa dem materiell-sozialen Kontext oder Persönlichkeitsmerkmale kennengelernt. Wie wir bereits gesehen haben, fokussieren das biomedizinische und auch das biopsychosoziale Modell ausschließlich auf die Pathogenese, also die Entstehung, Symptomatik und bestenfalls Heilung von Krankheiten. Was aber ist mit unserer Gesundheit? Wie wir weiter vorne bereits festgestellt haben, kann man unter Gesundheit mehr verstehen als nur die Abwesenheit von Krankheit. Was können wir tun, um gesund zu sein und gesund zu bleiben? Wir haben uns damit beschäftigt, was Menschen krank macht. Was aber zeichnet Menschen aus, die ungeachtet offenkundig negativer Bedingungen gesund bleiben? Die Salutogenese („saluto" ist abgeleitet vom lateinischen „Gesundheit" und dem altgriechischen „genesis") wählt genau diese Perspektive und sucht nicht nach Risikofaktoren, sondern nach Faktoren, die uns gesund machen und halten.

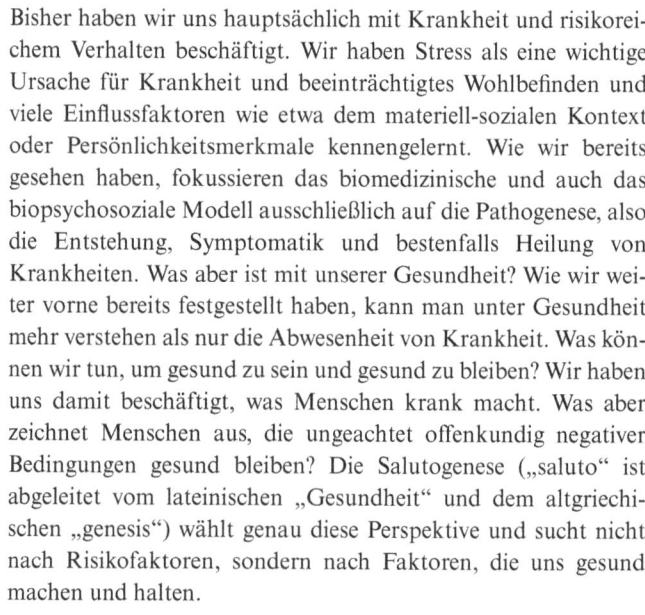

Was macht uns gesund?

Ein Beispiel soll den Unterschied zwischen Pathogenese (Was macht uns krank?) und Salutogenese (Was macht uns gesund?) veranschaulichen: Aus Sicht der Pathogenese ist bei Menschen mit Führungsverantwortung, die über Magenschmerzen klagen, z. B. in Erfahrung zu bringen, was sie vorher gegessen haben, ob es im Vorfeld stressreiche Situationen gab oder welche Ernährungsgewohnheiten sie besitzen, um damit die Ursache der Störung zu ermitteln und ihr entgegenzuwirken. Aus Sicht der Salutogenese wäre es dagegen interessant zu fragen, was Personen für Eigenschaften besitzen oder welche kontextuellen Faktoren dafür verantwortlich sein könnten, die unter den gleichen Umständen nicht zu Magenschmerzen führen und das Wohlergehen der Person nicht stören, womöglich sogar erhöhen.

4.1 Salutogenese

Als Begründer der Salutogenese (vgl. ausführlich bei Mittelmark et al., 2022) gilt Aaron Antonovsky (1979), der anhand folgender Beobachtung zu diesem Perspektivenwechsel kam: In Zusammenhang mit Studien zu ethnischen Unterschieden bei der Verarbeitung des Übergangs zur Menopause wurden u. a. auch jüdische Frauen untersucht, die den Horror der Konzentrationslager überlebt hatten. Dabei wurde u. a. geprüft, inwieweit diese Frauen im Vergleich zu anderen Frauen, die keine solch schrecklichen Erfahrungen gemacht hatten (Kontrollgruppe), 25 Jahre später „gut adaptiert" waren, also keine psychischen Beeinträchtigungen aufwiesen. Zunächst zeigte sich, dass 51 % der Frauen aus der Kontrollgruppe bei guter emotionaler Gesundheit waren. Aber das galt immerhin auch für 29 % der Frauen, die das Konzentrationslager überlebt hatten (Antonovsky et al., 1971). Wie war das angesichts dieser traumatischen Erfahrungen zu erklären?

Das biomedizinische bzw. das biopsychosoziale Modell helfen hier nicht weiter, können sie doch nur erklären, was Menschen krank macht, aber nicht, was sie gesund hält. Ausgehend von dieser Fragestellung entwickelte Antonovsky sein Salutogenese-Modell (Antonovsky, 1979; vgl. auch Antonovsky, 1991, für eine ausführliche Beschreibung der Theorieentstehung). Ähnlich wie bereits im transaktionalen Stressmodell von Lazarus (vgl. ▶ Kap. 3) postuliert, geht auch Antonovsky davon aus, dass stresshafte, bedrohliche Ereignisse nicht notwendigerweise krank machen. Ob das der Fall ist, hängt vielmehr davon ab, wie wir mit den Stressoren umgehen. Je nachdem, wie wir die stressauslösende Situation bewältigen, bewegen wir uns dabei eher in Richtung Gesundheit oder in Richtung Krankheit. Welche Bewältigungsform zum Tragen kommt, hängt wiederum von verschiedenen Faktoren ab. Natürlich haben externale Einflüsse und Rahmenbedingungen wie z. B. Krieg, Hunger, Hygiene oder Arbeitsbedingungen Einfluss auf unsere Gesundheit bzw. Krankheit. Entscheidend sind diese äußeren Einflüsse aus Sicht der Salutogenese allerdings nicht. Es sind personale Faktoren, die bestimmen, wie wir uns zu diesen Ereignissen und Bedingungen in Beziehung setzen und welche Auswirkungen diese auf unsere Gesundheit haben.

Aaron Antonovsky

4.1.1 Kohärenzgefühl

Stress macht nicht unbedingt krank

Gesunde Menschen verfügen nach Antonovsky über eine generalisierte Grundeinstellung zum Leben, ein bestimmtes und vor allem im Verlauf der Kindheit und Jugend durch Erfahrung entstandenes Wahrnehmungsmuster (im Erwachsenenalter werden keine größeren Veränderungen mehr erwartet), welches er als Kohärenzgefühl (*sense of coherence, SOC*) bezeichnet.

Das Kohärenzgefühl setzt sich aus drei Dimensionen zusammen:

Sinnhaftigkeit oder Bedeutungshaftigkeit (*meaningfulness*): Menschen mit einem ausgeprägten Kohärenzgefühl erleben ihr Tun als etwas, das es wert ist, getan zu werden (auch unabhängig davon, ob das Ziel am Ende erreicht wird). Sie erleben allgemein Sinnhaftigkeit in ihrem Leben, das ihnen interessant und insgesamt lebenswert erscheint. Auch wenn Antonovsky bei seiner Theorieentwicklung nicht explizit darauf eingeht, so weist seine Vorstellung von der Wichtigkeit von Sinnhaftigkeit deutliche Parallelen zu den Ideen Victor Frankls (2008/1946) auf, der ebenfalls die Sinnhaftigkeit als (Überlebens-)Ressource anhand seiner Erfahrungen im Konzentrationslager in den Mittelpunkt seiner Arbeit stellte und auf dieser Basis seine Logotherapie entwickelt hat (Frankl, 2017).

Verstehbarkeit (*comprehensibility*): Menschen mit hohem Kohärenzgefühls erleben ihre äußere und innere Welt außerdem als strukturiert, vorhersehbar und erklärbar. Auch nehmen sie an, dass andere Menschen sie verstehen können (und sie selbst andere verstehen).

Handhabbarkeit (*manageability*): Handhabbarkeit bezeichnet die Überzeugung, allgemein über geeignete Ressourcen zu verfügen, um mit den Anforderungen der Welt zurechtzukommen. Dabei spielt es keine Rolle, ob die betroffene Person das Problem von selbst lösen kann oder es durch andere (Freunde, Partner) bzw. eine höhere Macht (Gott) beseitigt wird. Das Konzept der Handhabbarkeit erinnert an das von Bandura (1977) entwickelte Konzept der Selbstwirksamkeit (ausführlich dazu vgl. Schwarzer & Jerusalem, 2002).

Kohärenzgefühl als Weltanschauung

Das Kohärenzgefühl ist nicht mit Bewältigungsstilen (Coping-Stilen) allgemein zu verwechseln, sondern nimmt als „Weltanschauung" (Antonovsky, 1993a, S. 972) eine übergeordnete Funktion ein. Menschen mit hohem Kohärenzgefühl sind nicht auf eine einzelne „Bewältigungsressource" angewiesen, sondern können mit verschiedenen personalen wie sozialen Ressourcen flexibel auf Probleme reagieren: „A person with a strong SOC has a set of fundamental rules, a canon, such as the Ten Commandments, but the tactics are flexible" (Antonovsky, 1993a, S. 972).

Was den Unterschied zur Pathogenese anbelangt, so umschreibt Antonovsky (1987) diesen mit seiner berühmten Fluss-Metapher, wonach unser Leben wie ein Fluss ist, mit Stromschnellen, Abbiegungen und Gefahren. Der Arzt kann den Ertrinkenden vielleicht aus dem Fluss ziehen und ihm das Leben retten, in der Salutogenese geht es aber um mehr, nämlich darum, was uns zu guten Schwimmern macht („what shapes one's ability to swim well?", Antonovsky, 1987, S. 90).

4.1.2 Empirische Erfassung des Kohärenzgefühls

Zur Erfassung des Kohärenzgefühls und seiner drei Dimensionen legt Antonovsky eine Skala vor, die es als Lang- (SOC-29) und zwei Kurzversionen (SOC-13 und SOC-9) gibt (Antonovsky, 1993b; eine deutsche Normierung liefern Schumacher et al., 2000; s. a. Hannöver et al., 2004). Neben der von Antonovsky selbst vorgelegten Skala gibt es darüber hinaus weitere, kontextspezifische Skalen, etwa die Skala zur Erfassung des arbeitsbezogenen Kohärenzgefühls (Bauer et al., 2015) oder den DoK-SOC, das Dortmunder Erhebungsinstrument zum Kohärenzgefühl von Kindern (Mohn, 2012).

> **Blick in die Praxis: Fragebogen zur Erfassung der Lebensorientierung (Kurzversion SOC-13)**
> Die Bezeichnung „Fragebogen zur Erfassung der Lebensorientierung" bringt die Vorstellung von Antonovsky in Bezug auf das Kohärenzgefühl gut auf den Punkt. Es geht um eine übergeordnete „Weltanschauung" bzw. ein generelles Wahrnehmungsmuster. Wenn Sie interessiert sind, welche Lebensorientierung Sie selbst haben, dann beantworten Sie die folgenden Fragen (◘ Tab. 4.1), in dem Sie die für Sie persönlich zutreffende Antwort (Zahl zwischen 1 und 7) ankreuzen.
> Zur Auswertung zählen Sie einfach die Werte zusammen, wobei die mit * gekennzeichneten Items zuvor umgepolt werden müssen. In der Normierungsstudie (Hannöver et al., 2004) ergab sich für diese Skala ein Mittelwert von 70 (Standardabweichung 11; das Minimum lag bei 18, das Maximum bei 91). Als Faustformel gilt darüber hinaus, dass, wenn Sie einen Wert zwischen 59 und 81 haben, Sie eine ähnliche Weltanschauung wie ca. 68 % der Personen aus der Normstichprobe haben.

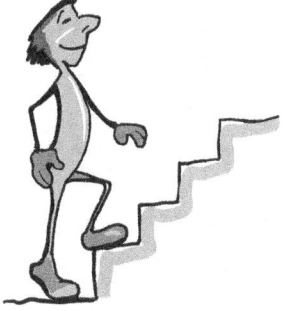

Tab. 4.1 Fragebogen zur Erfassung der Lebensorientierung. (Kurzversion SOC-13; Hannöver et al., 2004)

Haben Sie das Gefühl, dass es Ihnen ziemlich gleichgültig ist, was um Sie herum passiert? *								
äußerst selten oder nie	1	2	3	4	5	6	7	sehr oft
Ist es in der Vergangenheit vorgekommen, dass Sie vom Verhalten von Menschen überrascht waren, die Sie gut zu kennen glaubten? *								
Das ist nie passiert	1	2	3	4	5	6	7	das kommt immer wieder passiert
Ist es vorgekommen, dass Sie von Menschen enttäuscht wurden, auf die Sie gezählt hatten? *								
Das ist nie passiert	1	2	3	4	5	6	7	das ist immer wieder passiert
Bis jetzt hatte Ihr Leben …								
überhaupt keine klaren	1	2	3	4	5	6	7	sehr klare Ziele
Haben Sie das Gefühl, dass Sie ungerecht behandelt werden? *								
Sehr selten oder nie	1	2	3	4	5	6	7	sehr oft
Haben Sie das Gefühl, dass Sie in einer ungewohnten Situation sind und nicht wissen, was Sie tun sollen? *								
Sehr selten oder nie	1	2	3	4	5	6	7	sehr oft
Die Dinge, die Sie täglich tun, sind für Sie … *								
Eine Quelle tiefer Freude und Befriedigung	1	2	3	4	5	6	7	eine Quelle von Schmerz und Langeweile
Wie oft sind Ihre Gedanken und Gefühle ganz durcheinander? *								
Sehr selten oder nie	1	2	3	4	5	6	7	sehr oft
Kommt es vor, dass Sie Gefühle in sich haben, die Sie lieber nicht spüren würden? *								
Sehr selten oder nie	1	2	3	4	5	6	7	sehr oft
Viele Leute - auch solche mit einem starken Charakter - fühlen sich in bestimmten Situationen als traurige Verlierer. Wie oft haben Sie sich in der Vergangenheit so gefühlt? *								
Sehr selten oder nie	1	2	3	4	5	6	7	sehr oft
Wenn etwas passierte, hatten Sie dann im Allgemeinen den Eindruck, dass Sie dessen Bedeutung …								
Über- oder unterschätzten	1	2	3	4	5	6	7	richtig einschätzten
Wie oft haben Sie das Gefühl, dass die Dinge, die Sie im täglichen Leben tun, wenig Sinn haben? *								
Sehr selten oder nie	1	2	3	4	5	6	7	sehr oft
Wie häufig haben Sie Gefühle, bei denen Sie sich nicht sicher sind, ob Sie die unter Kontrolle halten können? *								
Sehr selten oder nie	1	2	3	4	5	6	7	sehr oft

Die Skala soll eigentlich die drei Kohärenzfacetten Verstehbarkeit, Sinnhaftigkeit und Handhabbarkeit umfassen. Doch ließ sich diese differenzierte Struktur nicht immer empirisch nachweisen (z. B. Sandell et al., 1998), wobei anzumerken ist, dass Antonovsky dies selbst auch nicht mit seiner Skala erreichen wollte und eher von Kohärenz als globalem Faktor ausging (Antonovsky, 1993b). Die drei Dimensionen weisen inhaltlich wohl zu viele Überlappungen auf, d. h. sie bedingen sich zum Teil gegenseitig. Kritisch ist zudem festzuhalten, dass sich hohe negative Korrelationen zwischen Kohärenzgefühl und Depression/Ängstlichkeit beobachten lassen, was nahelegt, dass sich beide Konzepte auf das gleiche zugrunde liegende Phänomen beziehen. Kritisiert wird weiter, dass das Kohärenzgefühl womöglich nur für gebildete Menschen, aus privilegierten sozialen Stellungen, die Entscheidungen treffen können, zutreffen mag (vgl. zu diesen Kritikpunkten Geyer, 1997). Dennoch: Viele (auch kulturübergreifende) Studien finden positive Zusammenhänge zwischen dem Kohärenzgefühl und verschiedenen Kriterien von psychischer Gesundheit (Antonovsky, 1993b; Larsson & Kallenberg, 1996). Häufig ist es bei Männern höher ausgeprägt (z. B. Nilsson et al., 2010; Hannöver et al., 2004). Das Kohärenzgefühl kann allgemein als Resilienzfaktor angesehen werden, ist allerdings wohl weniger stabil, als von Antonovsky ursprünglich angenommen wurde, und kann sich folglich im Lebenslauf verändern. Befunde deuten auf eine leichte Zunahme mit dem Alter hin (vgl. dazu die Metaanalyse von Eriksson & Lindström, 2005; Hannöver et al., 2004).

Kohärenz als Resilienzfaktor

4.2 Positive Psychologie

Die Positive Psychologie (zum Überblick siehe Lermer, 2019) fügt sich einerseits nahtlos an Antonovskys Salutogenese-Konzept an, geht jedoch darüber hinaus und ist weniger als eine Theorie, eher schon als eine Bewegung zu verstehen (Gable & Haidt, 2005). Ziel ist es, wie in der Salutogenese, weg von der einseitigen Betrachtung negativer Ereignisse zu kommen und sich primär damit zu beschäftigen, wie wir positive Qualitäten und Ressourcen entwickeln können (Seligman, 2002; Seligman & Csikszentmihalyi, 2000).

Häufig wird Seligman als der „Erfinder" der Positiven Psychologie angegeben. Tatsächlich wurde der Begriff schon von Maslow (1954) verwendet. Die Idee, die Entwicklung der in einem jeden Menschen steckenden Kräfte und Fähigkeiten zu fördern, ist also keinesfalls neu und kann als ein Grundpfeiler der gesamten humanistischen Psychologie verstanden werden (Froh, 2004).

Humanistische Psychologie

Seligman beschreibt seinen Weg zur Positiven Psychologie anekdotisch. Er erzählt von seiner fünfjährigen Tochter Nikki und davon, dass er nicht wirklich gut mit Kindern umgehen kann. Als sie beim Unkrautjäten sind und Seligman seine Aufgabe offenbar sehr ernst nimmt, macht seine Tochter Freudensprünge und schert sich wenig um die Arbeit. Nikki sagt:

> „Daddy, do you remember before my fifth birthday? From the time I was three to the time I was five, I was a whiner. I whined every day. When I turned five, I decided not to whine anymore. That was the hardest thing I've ever done. And if I can stop whining, you can stop being such a grouch." (Seligman & Csikszentmihalyi, 2000, S. 5 f.)

Die innere Stärke und Haltung Nikkis bewog Seligman schließlich dazu, darüber nachzudenken, wie man diese individuellen Qualitäten eines jeden Menschen erkennen und fördern kann.

4.2.1 Das Feld der Positiven Psychologie

Subjektive, individuelle und Gruppenebene

Nach Seligman und Csikszentmihalyi (2000) geht es in der Positiven Psychologie darum, Wohlbefinden, Zufriedenheit, Hoffnung und Optimismus, Flow und Glück herzustellen. Auch sollen Individuen in ihren Fähigkeiten gestärkt werden, etwa in ihrer Liebesfähigkeit, ihrem Mut, der zwischenmenschlichen Kompetenz, ihrem ästhetischen Empfinden, in ihrer Beharrlichkeit oder ihrer Fähigkeit, zu vergeben. Darüber hinaus geht es auch auf einer institutionellen und gesellschaftlichen Ebene darum, solche Tugenden zu stärken, die den Einzelnen zu einer besseren Staatsbürgerschaft bewegen, d. h. um Verantwortung, Fürsorge, Altruismus, Höflichkeit, Mäßigung, Toleranz und Arbeitsethik (Seligman & Csikszentmihalyi, 2000, S. 5).

4.2.2 Flourishing

PERMA-Modell

Im Mittelpunkt von Seligmans Idee von Positiver Psychologie steht das Aufblühen (*Flourishing*), was sich auf unser Wohlbefinden, unsere kognitiven, affektiven und motivationalen Prozesse des Wachstums und der psychischen Entwicklung und Leistungsfähigkeit bezieht. Diese Idee ähnelt den Vorstellungen, wie sie beispielsweise von Maslow (1965) mit seiner Selbstaktualisierung (*self-actualization*) oder auch von Carl Rogers (1963) mit seiner „voll funktionierenden Person" (*fully*

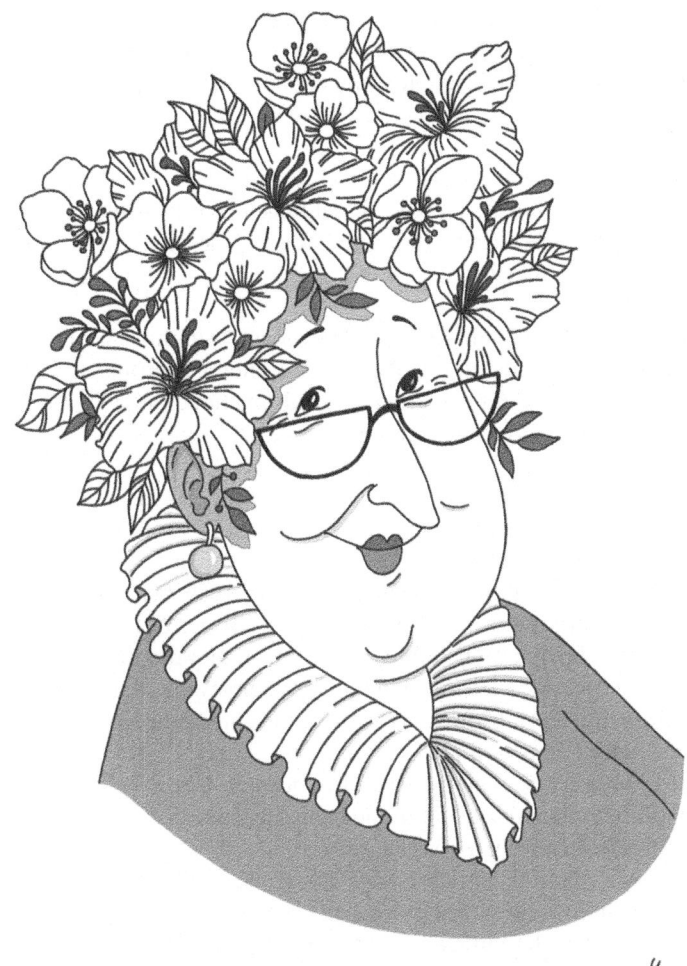

◘ Abb. 4.1 Was brauchen wir, um zu erblühen? (© Katharyna Naegler)

functioning person) beschrieben wurden. Damit ist gemeint, dass wir im Idealfall mit unseren Wünschen und Gefühlen in Kontakt sind, uns positiv wertschätzen, unser Potenzial entfalten und uns selbst verwirklichen und in der Lage sind, im Hier und Jetzt zu leben und auch für neue Erfahrungen offen sind (◘ Abb. 4.1). Konkret wird Seligman mit dem PERMA-Modell (Seligman, 2011), das fünf Dimensionen des Wohlbefindens beschreibt, die hinter dem Aufblühen stehen, nämlich:

Positive Gefühle (*positive emotions*): Diesen sollen wir mehr Raum in unserem Alltag geben und sie häufiger bewusst erleben. Dankbarkeit, Freundschaft, Partnerschaft und Hoffnung sollten stärker im Fokus stehen.

Engagement (*engagement*): Betrifft den motivationalen Aspekt. Wir brauchen etwas, für das wir uns einsetzen können, für das wir uns engagieren können, dann haben wir Freude am Leben.

Beziehungen (*relationships*): Wichtig für unser Wohlbefinden sind darüber hinaus positive Beziehungen. Wir benötigen Menschen, die uns fördern und unterstützen, die uns guttun, und nicht solche, die uns behindern.

Bedeutsamkeit/Sinnhaftigkeit (*meaning*): Sinnhaftigkeit in dem, was wir tun, zu erleben, ist ein weiterer zentraler Aspekt für unser Wohlbefinden und unsere Motivation. Ohne Sinn blühen wir nicht auf, existieren nur.

Leistung und Wirksamkeit (*accomplishment*): Das Erleben von Fortschritt, von Leistung und Wirksamkeit ist ebenfalls zentral für unser Wohlbefinden.

Diese fünf Dimensionen lassen sich auch für empirische Zwecke mithilfe des PERMA-Profilers (Butler & Kern, 2016) messen. (Diener et al. 2009a, b) haben zudem die *Flourishing*-Skala entwickelt, die mit Lebenssinn, Selbstwert, Kompetenzgefühl und Optimismus eine leicht unterschiedliche Konzeption des Aufblühens besitzt.

Ähnlich wie Seligman beschreibt auch Carol Ryff (1989) Wohlbefinden als das optimale seelische Funktionieren, wie es Menschen erreichen können, die

- sich selbst akzeptieren (*self-acceptance*), also ein positives Verhältnis zu sich selbst haben,
- positive Beziehungen (*positive relations with others*) zu anderen Menschen haben,
- Autonomie (*autonomy*) erleben, sich also frei vom sozialen Druck und als unabhängig empfinden,
- die Umwelt bewältigen können (*environmental mastery*), d. h. die sich Umwelten aussuchen bzw. kreieren, die ihnen passen,
- die einen Sinn im Leben (*purpose in life*) haben und
- die persönliches Wachstum (*personal growth*) erleben, also ihre Potenziale realisieren und erweitern.

Zahlreiche Studien haben sich mit der Idee der Positiven Psychologie, dem Aufblühen in ganz unterschiedlichen Kontexten (Arbeit, Schule, Sport, Musik) und in unterschiedlichen Kulturen beschäftigt. So werden beispielsweise Zusammenhänge mit Persönlichkeitseigenschaften berichtet. Extraversion und Verträglichkeit korrelieren z. B. positiv, Neurotizismus negativ mit *Flourishing* (Villieux et al. 2016). *Flourishing* wird auch mit besserer Stressbewältigung assoziiert (Drake et al. 2022) und

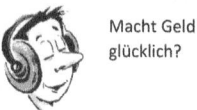
Macht Geld glücklich?

4.2 · Positive Psychologie

als Alternative zur Erfassung des Wohlbefindens angesehen (Diener et al. 2009a, b). Ganz allgemein kann davon gesprochen werden, dass die hier aufgeführten PERMA-Dimensionen ebenso wie das Kohärenzgefühl allesamt die Resilienz, d. h. die psychische Widerstandsfähigkeit, erhöhen.

> **Blick in die Praxis: Sich auch positive Emotionen gönnen**
> Positive Emotionen wie Freude, Stolz, Hoffnung, Dankbarkeit und Liebe sind mächtige Einflussgrößen auf unser Wohlbefinden, Denken und Handeln. Positive Emotionen machen uns offener, kreativer, inklusiver und flexibler, um nur einige Vorteile zu nennen (zum Überblick siehe Fredrickson, 2013). In der Erweiterungs-und-Aufbau-Theorie (*broaden-and-build-theory*; Fredrickson, 2004) positiver Emotionen wird darüber hinaus davon ausgegangen, dass positive Emotionen zu einem besseren psychischen Funktionieren und Bewältigungsverhalten beitragen, wofür es auch empirische Belege gibt (z. B. Denovan & Macaskill, 2017). Positive Emotionen spielen auch beim gesundheitsorientierten Verhalten sowohl als Belohnung wie auch als Anreiz eine wichtige Rolle (Van Cappellen et al., 2018). Ausgehend davon können verschiedene Übungen angewandt werden. Eine davon ist die „Übung der drei guten Dinge" (z. B. Duckworth et al., 2005). Aufgabe ist es, sich vor dem Zubettgehen an drei positive Tagesereignisse zu erinnern und diese nochmals im Geiste und emotional Revue passieren zu lassen. Eine etwas komplexere Methode ist die ursprünglich von Kahnemann et al. (2004; zum Überblick siehe auch Diener & Tay, 2014) entwickelte Methode des rekonstruierten Tagesablaufs (*day reconstruction method*). Hintergrund dieser Methode ist die Feststellung, dass punktuell abgefragte Zufriedenheitsurteile durch Erinnerungsfehler und andere, situative Faktoren häufig nicht besonders valide und reliabel sind und nur geringe Korrelationen mit einer global erfassten Zufriedenheit aufweisen (Anusic et al., 2017). Man kann nun diese Methode dazu nutzen, um sich am Ende des Tages eine Liste mit allen Aktivitäten zu machen, die man am Tag durchgeführt hat (z. B. Frühstücken, Studieren, Einkaufen, mit Freunden treffen, ein Buch lesen etc.). Anschließend beurteilt man diese einzelnen Episoden danach, ob sie eher angenehm oder unangenehm waren. Auf diese Weise gelangt man zu einer differenzierten emotionalen Beurteilung des Tages und verhindert die Einnahme eines emotionalen Tunnelblicks. Probieren Sie es aus!

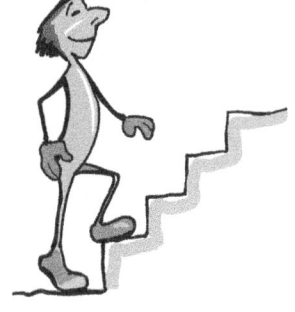

4.2.3 Kritik an der Positiven Psychologie

Negative Emotionen

Die Positive Psychologie wird auch kritisiert (ausführlich werden wir uns nochmals in ▶ Kap. 8 damit beschäftigen). Held (2004) weist beispielsweise auf das Problem hin, dass aus deskriptiven Datenanalysen präskriptive Aussagen darüber gefällt werden, was gut sein soll. Unabhängig von der Debatte zur logischen Unmöglichkeit einer solchen Ableitung (*naturalistic fallacy* – naturalistischer Fehlschluss, Moore, 1903; siehe weiter unten) ist diese Idee allein schon deswegen problematisch, weil man gerade in psychologischen Zusammenhängen keine Angaben darüber machen kann, was für alle Menschen gut ist, selbst wenn es für manche oder viele Menschen tatsächlich gut gewesen sein kann. Darüber hinaus verweist Held (2004) unter dem Stichwort „negativ gegenüber Negativem" zurecht auch darauf hin, dass Negativität ein normaler, adaptiver – und man kann ergänzen funktionaler – Aspekt unserer menschlichen Natur ist. Negative Emotionen sind nicht *per se* schlecht oder dysfunktional, im Gegenteil geben sie uns wichtige Hinweise nicht nur auf potenzielle Gefahren, sondern auch Rückmeldung z. B. über unser Handeln bzw. die Zielerreichung (Schwarz, 2002). Sowohl positive als auch negative Emotionen regulieren unser Verhalten. Darüber hinaus kann nicht davon ausgegangen werden, dass positive Emotionen intrinsisch „gute" Emotionen sind, und umgekehrt negative Emotionen intrinsisch „schlechte" Emotionen (Solomon & Stone, 2002). Positive Emotionen, die mich über faktische Probleme täuschen, sind kaum funktional. Zudem ist es beispielsweise Teil einer erfolgreichen Bewältigung und insofern funktional und „gut", auf einen Verlust mit Trauer zu reagieren. Zudem haben auch negative Bewältigungsstrategien, wie z. B. der defensive Pessimismus, ihre positiven Konsequenzen, die sich am Ende vorteilhaft auf unser Wohlergehen auswirken können. Und auch positive Emotionen können negative sein, zumindest wenn man die Folgen für unsere Sozialpartner mitberücksichtigt, z. B. wenn wir Schadenfreude empfinden oder wenn sich jemand beim Quälen eines anderen gut fühlt (◘ Abb. 4.2).

4.2 · Positive Psychologie

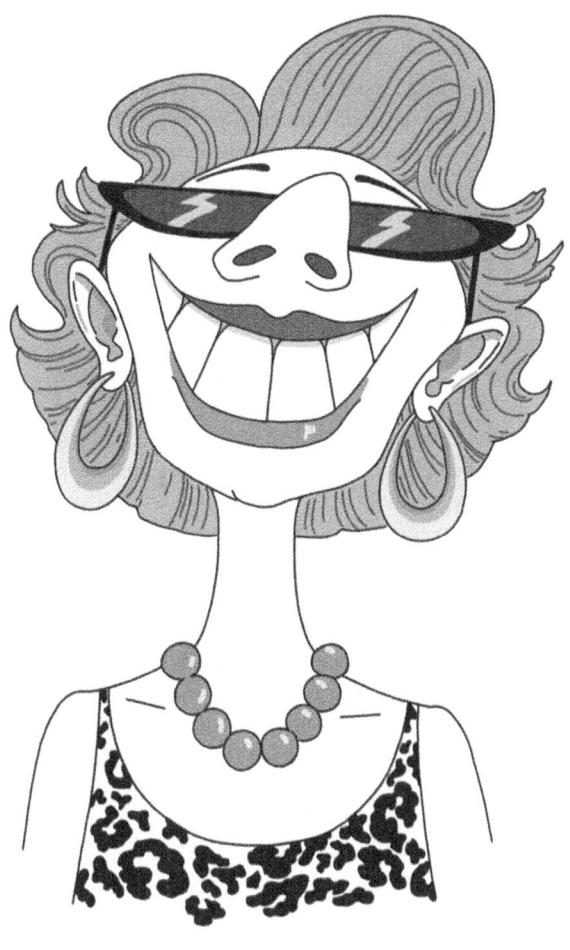

Abb. 4.2 "Always look on the pride side of life"? (© Katharyna Naegler)

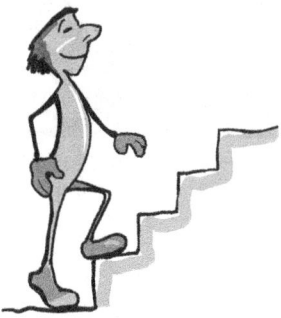

Naturalistischer Fehlschluss
Es ist nicht selten, dass wir aus deskriptiven Beschreibungen von Zuständen normative Ableitungen darüber treffen, was man machen muss, um diese Zustände zu verhindern oder zu verändern. Ein Beispiel:

Deskriptive Aussage: Der Mensch versucht, Krankheit zu vermeiden.

Schlussfolgerung: Also sollten wir alles dafür tun, dass der Mensch nicht krank wird.

Das ist doch logisch, oder?

Ist es aber nicht, vielmehr handelt es sich hierbei um einen Fehlschluss. Es fehlt nämlich die normative Prämisse, die in diesem Fall lauten könnte:

Krankheiten sind schlecht und sollten vermieden werden.

Oft unterstellen wir einfach die Gültigkeit der normativen Prämisse und dass wir darin mit anderen Menschen übereinstimmen. Das kann richtig oder falsch sein. Um das zu beurteilen, müssen wir allerdings zuvor die normative Prämisse explizit machen und genau das prüfen.

Schauen wir uns noch ein Beispiel aus der Positiven Psychologie an:

Deskriptive Aussage: Positive Emotionen führen zu höherem Wohlbefinden.

Schlussfolgerung: Wir sollten mehr positive Emotionen haben.

Wieder ist das auf den ersten Blick einleuchtend und wieder ist das logisch so nicht zulässig, wir brauchen zuerst eine normative Prämisse, etwa:

Menschen sollten ein höheres Wohlbefinden haben.

Doch über diese Prämisse lässt sich streiten. Generell kann man dem wohl nicht zustimmen. Ich kann beispielsweise mein wechselndes Wohlbefinden als Ausdruck meiner jeweiligen Person-Umwelt-Passung erleben, das mir anzeigt, was mir Freude bereitet und was nicht. Darauf würde ich ungern verzichten wollen. Ebenso möchte ich auch nicht darauf verzichten, mich über eine Ungerechtigkeit zu ärgern, auch wenn das mein Wohlbefinden negativ beeinflusst. Gleiches gilt für Trauer, die sicherlich keine positive Emotion ist, die aber bei einem Verlust als angemessene Reaktion erlebt wird und auch für den Bewältigungsprozess große Bedeutung besitzt.

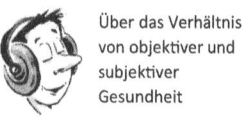

Über das Verhältnis von objektiver und subjektiver Gesundheit

Grundsätzlich, und das kann als Verdienst der Positiven Psychologie festgehalten werden, ist die erweiterte Betrachtung des Themas Krankheit und Gesundheit, bei der nicht nur nach krank machenden Bedingungen Ausschau gehalten wird, sondern eben auch nach gesund machenden Faktoren, eine Bereicherung für die Gesundheitspsychologie als Fach, aber natürlich auch für uns als potenziell Betroffene. Krankheit und Gesundheit sind eben mehr als nur das Gegenteil des jeweils anderen. Auch besitzt die positive Perspektive einen wichtigen Motivationsvorteil, wenn es um Verhaltensänderung geht. Es fällt uns viel leichter, ein positiv definiertes Ziel zu verfolgen, als ein negativ konnotiertes Verhalten zu unterlassen. Und so kann die Positive Psychologie zunächst auch als berechtigte Kritik einer zu sehr an Defiziten orientierten Sichtweise verstanden werden, die den Blick eben auch auf das Thema Gesundheitsfaktoren gerichtet hat. Nun wäre es aber genauso wenig hilfreich, wenn man die an negativen Defiziten ausgerichtete Perspektive durch eine an positiven Möglichkeiten ausgerichtete ersetzen würde (Larsen et al. 2003). Erst das Zusammenspiel beider Perspektiven kann als Erkenntnis- und Interventionsgewinn verbucht werden.

Ungeachtet dieser Kritik hat sich die Positive Psychologie als Perspektive und in ganz unterschiedlichen, vor allem anwendungsorientierten Kontexten als Gedankengebäude durchaus etabliert, auch wenn sie in der akademischen Psychologie nach wie vor nicht breitflächig akzeptiert ist. So wurde beispielsweise die erste Professur für Positive Psychologie erst im Jahr 2021 an der Deutschen Hochschule für Gesundheit und Sport vergeben.

4.3 Glück, Wohlergehen und Gesundheit

Die Beschäftigung mit Glück und Zufriedenheit hat nicht nur in der Philosophie, sondern auch in der Psychologie eine lange Tradition und war bereits lange vor Seligmans Positiver Psychologie Gegenstand vieler Forschungsarbeiten (ein Überblick findet sich z. B. bei Diener et al., 2009a, b). Glück als schwer allgemein fassbares und definierbares Konzept taucht dabei in unterschiedlichen Operationalisierungen auf, z. B. als Komponente von Lebenszufriedenheit (Diener et al., 1985; Pavot & Diener, 2008), als positiver Affekt (Watson et al., 1988), als subjektives Glück (Lyubomirsky & Lepper, 1999) oder als Teil des subjektiven Wohlergehens (*subjective wellbeeing*; Diener, 1984). Von Steptoe et al. (2015) stammt die Unterscheidung zwischen dem evaluativen Wohlergehen (Lebenszufriedenheit), dem hedonistischen Wohlergehen (Gefühle des Glücks, der Traurigkeit, des Ärgers, von Stress und Schmerz) und dem eudemonischen Wohlergehen (Gefühl von Zweck und Lebenssinn) als drei Facetten des subjektiven Wohlergehens. Ihre Analysen zum Zusammenhang zwischen Gesundheit und Wohlbefinden auf Basis einer weltweiten Umfrage des Marktforschungsinstituts Gallup in mehr als 160 Ländern lassen sie zu dem Schluss kommen, dass schlechte Gesundheit einerseits mit einem geringeren subjektiven Wohlbefinden assoziiert ist, während ein hohes subjektives Wohlbefinden die Auswirkungen körperlicher Beeinträchtigungen reduziert. Generell ist subjektives Wohlbefinden mit einer längeren Lebensdauer verbunden.

Wohlergehen verlängert unser Leben

Was beeinflusst nun unser Glück und unser Wohlergehen, abgesehen von körperlichen Beeinträchtigungen? Diener et al. (2009a; siehe dazu auch Steptoe, 2019) fassen in ihrer Übersichtsarbeit zu dem Thema folgende Dimensionen zusammen, u. a.: (1) Unsere Gene; d. h. unser Glücksempfinden wird zum Teil vererbt. (2) Unsere Persönlichkeit; insbesondere ist Extra-

Viele Faktoren beeinflussen unser Glück

version mit positiven Affekten und Neurotizismus mit negativen Affekten verbunden. Auch abseits der Big-Five-Persönlichkeitsmerkmale gibt es Zusammenhänge mit Glück und Wohlbefinden. So sind dispositioneller Optimismus, Vertrauen, Kontrollerleben und Widerstandsfähigkeit positiv mit Glücksindikatoren assoziiert. (3) Materieller Wohlstand ist ebenfalls für Zufriedenheit von Bedeutung, allerdings nur bis zu einem gewissen Punkt. Ab einem gewissen Wohlstandslevel findet sich mit zunehmendem Wohlstand keine weitere Steigerung mehr bei Zufriedenheitsindikatoren (dieses Phänomen ist auch als Easterlin-Paradox bekannt; Easterlin, 1974). (4) Der sozioökonomische Entwicklungsstand sagt ebenfalls generelle Zufriedenheit vorher. Auch (5) soziale Beziehungen, Freundschaften und Heirat sind wichtige Zufriedenheitsprädiktoren, gleiches gilt für (6) Lebenssinn und das Verfolgen wichtiger Ziele und (7) Vergnügen (Sport, Kultur etc.). Generell kann davon ausgegangen werden, dass Glück der Gesundheit genauso zuträglich ist wie Gesundheit dem Wohlbefinden (Steptoe, 2019).

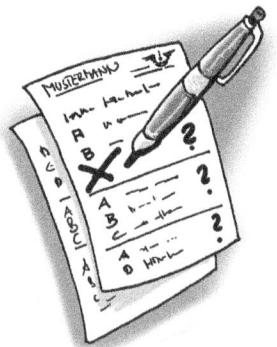

❓ Prüfungsfragen

1. Was versteht man allgemein unter Salutogenese und wie unterscheidet sie sich von der Pathogenese?
2. Erläutern Sie das Kohärenzgefühl mit seinen drei Dimensionen näher.
3. Welchen Ansatz vertritt die Positive Psychologie?
4. Was versteht man unter *Flourishing* und dem Akronym PERMA? Erläutern Sie die dahinterliegenden Konzepte näher.
5. Welche Faktoren beeinflussen unser Glück und Wohlbefinden?
6. Nehmen Sie kritisch Stellung zu den Ansätzen der Positiven Psychologie und des Glücks.

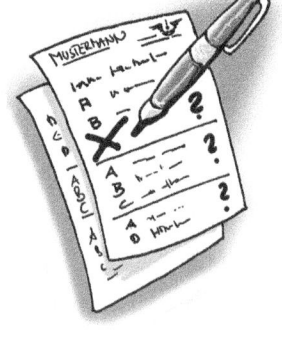

Zusammenfassung

- Salutogenese beschreibt und sucht nach Faktoren, die uns gesund halten und machen.
- Stress macht nicht immer krank, es hängt davon ab, wie wir mit den Stressoren umgehen.
- Das Kohärenzgefühl ist ein Wahrnehmungsmuster, eine Einstellung zum Leben, das uns psychisch gesund hält.
- Das Kohärenzgefühl setzt sich aus Sinnhaftigkeit/Bedeutsamkeit, Verstehbarkeit und Handhabbarkeit zusammen.
- Auch die Positive Psychologie befasst sich mit der Frage, welche individuellen Qualitäten eines Menschen für dessen Gesundheit förderlich sind.

- Nach dem PERMA-Konzept sind die fünf Merkmale positive Gefühle, Engagement, Beziehungen, Bedeutsamkeit/Sinnhaftigkeit und Leistung/Wirksamkeit wichtige gesund machende Merkmale (Resilienzfaktoren).
- Die Glücksforschung kommt zu ähnlichen Ergebnissen.
- Kritik richtet sich vor allem darauf, dass aus deskriptiven Aussagen normative Schlussfolgerungen abgeleitet werden; ein weiterer Kritikpunkt bezieht sich auf die „Negativität gegenüber dem Negativen".

Schlüsselbegriffe
Autonomie, Beziehungen, Engagement, Flourishing, Glück, Handhabbarkeit, Kohärenzgefühl, Leistung und Wirksamkeit, naturalistischer Fehlschluss, positive Gefühle, Salutogene, Sinnhaftigkeit, Verstehbarkeit, Wachstum

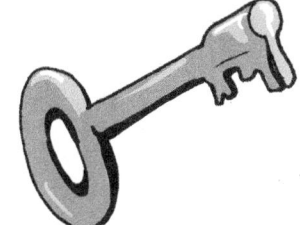

Literatur

Antonovsky, A. (1979). *Health, stress and coping*. JosseyBass.
Antonovsky, A. (1987). *Unraveling the mystery of health: How people manage stress and stay well*. Jossey-Bass.
Antonovsky, A. (1991). Meine Odyssee als Streßforscher. *Jahrbuch für Kritische Medizin, 17*, 94–111.
Antonovsky, A. (1993a). Complexity, conflict, chaos, coherence, coercion and civility. *Social Science & Medicine, 37*, 969–974.
Antonovsky, A. (1993b). The structure and properties of the Sense of Coherence Scale. *Social Science and Medicine*, 36, 725–733.
Antonovsky, A., Maoz, B., Dowty, N., & Wijsenbeek, H. (1971). Twenty-five years later: A limited study of the sequelae of the concentration camp experience. *Social Psychiatry, 6*(4), 186–193.
Anusic, I., Lucas, R. E., & Donnellan, M. B. (2017). The validity of the day reconstruction method in the german socio-economic panel study. *Social Indicators Research, 130*(1), 213–232.
Bandura, A. (1977). Self-efficacy: Toward a unifying theory of behavioral change. *Psychological Review*, 84 (2), 191–215.
Bauer, G. F., Vogt, K., Inauen, A., & Gregor, J, (2015). Work-SoC – Entwicklung und Validierung einer Skala zur Erfassung des arbeitsbezogenen Kohärenzgefühls. *Zeitschrift für Gesundheitspsychologie, 23*(1), 20–30.
Butler, J., & Kern, M. L. (2016). The PERMA-Profiler: A brief multidimensional measure of flourishing. *International Journal of Wellbeing, 6*(3), 1–48.
Denovan, A., & Macaskill, A. (2017). Stress, resilience and leisure coping among university students: Applying the broaden-and-build theory. *Leisure Studies, 36*(6), 852–865.
Diener, E., Emmons, R. A., Larsen, R. J., & Griffin, S. (1985). The satisfaction with life scale. *Journal of Personality Assessment, 49*(1), 71–75.
Diener, E. (1984). Subjective well-being. *Psychological Bulletin, 95*, 542–575.
Diener, E., & Tay, L. (2014). Review of the day deconstruction method (DRM). *Social Indicators Research, 116*, 255–267.

Diener, E., Kesebir, P., & Tov, W. (2009a). Happiness. In M. R. Leary & Hoyle, R. H. (Hrsg.), *Handbook of individual differences in social behavior* (S. 147–160). The Guilford Press.

Diener, E., Wirtz, D., Biswas-Diener, R., Tov, W., Kim-Prieto, C., Choi, D., & Oishi, S. (2009b). New measures of well-being. In E. Diener (Hrsg.), *Assessing well-being* (Bd. 39, S. 247–266).

Drake, A., Doré, B. P., Falk, E. B., Zurn, P., Bassett, D. S., & Lydon-Staley, D. M. (2022). Daily stressor-related negative mood and its associations with flourishing and daily curiosity. *Journal of Happiness Studies, 23*(2), 423–438.

Easterlin, R. A. (1974). Does economic growth improve the human lot? Some empirical evidence. In P. A. David & M. W. Reder (Hrsg.), *Nations and households in economic growth: Essays in honour of moses abramovitz*. Academic Press, Inc.

Lee Duckworth, A., Steen, T. A., & Seligman, M. E. P. (2005). Positive psychology in clinical practice. *Annual Review of Clinical Psychology, 1*(1), 629–651.

Eriksson, M., & Lindström, B. (2005). Validity of Antonovsky's sense of coherence scale: A systematic review. *Journal of Epidemiology & Community Health, 59*(6), 460–466.

Frankl V. (2008). *Trotzdem ja zum Leben sagen. Ein Psychologe erlebt das Konzentrationslager*. München: dtv (Orig.: 1946).

Frankl, V. (2017). *Wer ein Warum zu leben hat: Lebenssinn und Resilienz* (5. Aufl.). Beltz.

Fredrickson, B. L. (2004). The broaden-and-build theory of positive emotions. *Philosophical Transactions of the Royal Society of London. Series B: Biological Sciences, 359*(1449), 1367–1377.

Fredrickson, B. L. (2013). Positive emotions broaden and build. In P. Devine & A. Plant (Hrsg.), *Advances in experimental social psychology* (Bd. 47, S. 1–53). Academic Press.

Froh, J. J. (2004). The history of positive psychology: Truth be told. *NYS Psychologist, 16*(3), 18–20.

Gable, S. L., & Haidt, J. (2005). What (and why) is positive psychology? *Review of General Psychology, 9*(2), 103–110.

Geyer, S. (1997). Some conceptual considerations on the sense of coherence. *Social Science & Medicine, 44*(12), 1771–1779.

Goodman, F. R., Disabato, D. J., Kashdan, T. B., & Kauffman, S. B. (2018). Measuring well-being: A comparison of subjective well-being and PERMA. *The Journal of Positive Psychology, 13*(4), 321–332.

Hannöver, W., Michael, A., Meyer, C., Rumpf, H.-J., Hapke, U., & John, U. (2004). Die Sense of Coherence Scale von Antonovsky und das Vorliegen einer psychiatrischen Diagnose. *PPmP – Psychotherapie Psychosomatik Medizinische Psychologie, 54*(3/4), 179–186.

Held, B. S. (2004). The negative side of positive psychology. *Journal of Humanistic Psychology, 44*(1), 9–46.

Kahneman, D., Krueger, A. B., Schkade, D. A., Schwarz, N., & Stone, A. A. (2004). A survey method for characterizing daily life experience: The day reconstruction method. *Science, 306*, 1776–1780.

Larsson, G., & Kallenberg, K. O. (1996). Sense of coherence, socioeconomic conditions and health: Interrelationships in a nation-wide Swedish sample. *European Journal of Public Health, 6*(3), 175–180.

Larsen, J. T., Hemenover, S. H., Norris, C. J., & Cacioppo, J. T. (2003). Turning adversity to advantage: On the virtues of the coactivation of positive and negative emotions. In L. G. Aspinwall & U. M. Staudinger (Hrsg.),

A psychology of human strengths: Fundamental questions and future directions for a positive psychology (S. 211–225). American Psychological Association.

Lazarus, R. S., & Folkman, S. (1984). *Stress, appraisal, and coping*. Springer.

Lermer, E. (2019). *Positive psychologie*. Ernst Reinhardt Verlag.

Lyubomirsky, S., & Lepper, H. S. (1999). A Measure of subjective happiness: Preliminary reliability and construct validation. *Social Indicators Research, 46*(2), 137–155.

Maslow, A. H. (1954). *Motivation and personality*. Haper & Row.

Maslow, A. H. (1965). Self-actualization and beyond. In J. F. T. Bugental (Hrsg.), *Challenges of humanistic psychology* (S. 279–286). McGraw-Hill.

Mittelmark, M. B., Bauer, G. F., Vaandrager, L., Pelikan, J. M., Sagy, S., Eriksson, M., Lindström, B., & Meier Magistretti, C. (Hrsg.). (2022). *The Handbook of salutogenesis*. Springer Nature. Online verfügbar über https://link.springer.com/book/10.1007/978-3-030-79515-3. Zugegriffen am 05.10.2022.

Mohn, K. (2012). Dortmunder Kinder-SOC (DoK-SOC) Validierung eines Erhebungsinstruments zum Kohärenzgefühl bei Kindern. *Dissertation in der Fakultät Rehabilitationswissenschaften der Technischen Universität Dortmund*.

Moore, G. E. (1903). *Principia ethica*. Cambridge University Press.

Nilsson, K. W., Leppert, J., Simonsson, B., & Starrin, B. (2010). Sense of coherence and psychological well-being: Improvement with age. *Journal of Epidemiology & Community Health, 64*(4), 347–352.

Pavot, W., & Diener, E. (2008). The satisfaction with life scale and the emerging construct of life satisfaction. *The Journal of Positive Psychology, 3*(2), 137–152.

Rogers, C. R. (1963). The concept of the fully functioning person. *Psychotherapy: Theory, Research & Practice, 1*(1), 17–26.

Ryff C. D. (1989). Happiness is everything, or is it? Explorations on the meaning of psychological well-being. *Journal of Personality and Social Psychology, 57*(6), 1069–1081.

Schwarz, N. (2002). Feelings as information: Moods influence judgments and processing strategies. In T. Gilovich, D. Griffin, & D. Kahneman (Hrsg.), *Heuristics and biases: The psychology of intuitive judgment* (S. 534–547). Cambridge University Press.

Solomon, R. C., & Stone, L. D. (2002). On "positive" and "negative" emotions. *Journal for the Theory of Social Behaviour, 32*(4), 417–435.

Sandell, R., Blomberg, J., & Lazar, A. (1998). The fact or structure of Antonovsky's sense of coherence scale in Swedish clinical and nonclinical samples. *Personality and Individual Differences, 24*, 701–711.

Seligman, M. E. P., & Csikszentmihalyi, M. (2000). Positive psychology: An introduction. *American Psychologist, 55*, 5–14.

Seligman, M. (2011). *Flourish*. Free Press.

Seligman, M. E. P. (2002). Positive psychology, positive prevention, and positive therapy. In *Handbook of positive psychology* (S. 3–9). Oxford University Press.

Schumacher, J., Gunzelmann, T., & Brähler, E. (2000). Deutsche Normierung der Sense of Coherence Scale von Antonovsky. *Diagnostica, 46*, 208–213.

Schwarzer, R., & Jerusalem, M. (2002). Das Konzept der Selbstwirksamkeit. In M. Jerusalem & D. Hopf (Hrsg.), *Selbstwirksamkeit und Motivationsprozesse in Bildungsinstitutionen* (S. 28–53). Beltz. (Zeitschrift für Pädagogik, Beiheft; 44).

Steptoe, A., Deaton, A., & Stone, A. A. (2015). Subjective wellbeing, health, and ageing. *The Lancet, 385*(9968), 640–648.

Steptoe, A. (2019). Happiness and Health. *Annual Review of Public Health, 40*, 339–359.

Van Cappellen, P., Rice, E. L., Catalino, L. I., & Fredrickson, B. L. (2018). Positive affective processes underlie positive health behavior change. *Psychology & Health, 33*, 77–97.

Villieux, A., Sovet, L., Jung, S.-C., & Guilbert, L. (2016). Psychological flourishing: Validation of the French version of the flourishing scale and exploration of its relationships with personality traits. *Personality and Individual Differences, 88*, 1–5.

Watson, D., Clark, L. A., & Tellegen, A. (1988). Development and validation of brief measures of positive and negative affect: The PANAS scales. *Journal of Personality and Social Psychology, 54*, 1063–1070.

Modelle des Gesundheitsverhaltens

Inhaltsverzeichnis

5.1 Kontinuierliche Modelle des Gesundheitsverhaltens – 83
5.1.1 Modell gesundheitlicher Überzeugungen – 84
5.1.2 Theorie der Schutzmotivation – 85
5.1.3 Theorie des geplanten Verhaltens – 87

5.2 Dynamische Stadienmodelle des Gesundheitsverhaltens – 89
5.2.1 Sozial-kognitives Prozessmodell gesundheitlichen Handelns – 89
5.2.2 Transtheoretisches Modell der Verhaltensänderung – 91

5.3 Erweitertes Motivationsmodell – 94

Literatur – 99

© Der/die Autor(en), exklusiv lizenziert an Springer-Verlag GmbH, DE, ein Teil von Springer Nature 2023
P. M. Bak, *Gesundheitspsychologie*, Angewandte Psychologie Kompakt,
https://doi.org/10.1007/978-3-662-67181-8_5

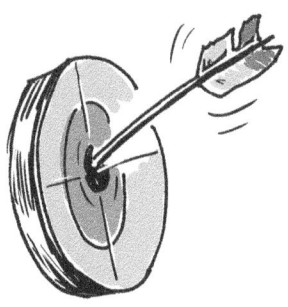

Lernziele
- Den Unterschied zwischen kontinuierlichen Modellen des Gesundheitsverhaltens und Stadienmodellen kennen und beschreiben können
- Die Theorie der Schutzmotivation beschreiben können
- Die Theorie des geplanten Verhaltens beschreiben können
- Das Modell gesundheitlicher Überzeugungen beschreiben können
- Das transtheoretische Modell der Verhaltensänderung beschreiben können
- Das sozial-kognitive Prozessmodell gesundheitlichen Handelns beschreiben können
- Einflüsse von Persönlichkeit auf das Gesundheitsverhalten kennen
- Soziale und motivationale Einflüsse auf das Gesundheitsverhalten kennen

Einführung

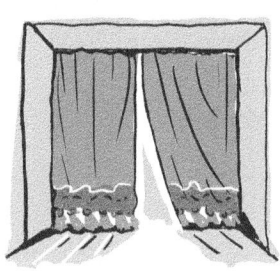

„Gesundheit ist zwar nicht alles, aber ohne Gesundheit ist alles nichts". Dieser Arthur Schopenhauer zugeschriebene Aphorismus bringt es auf den Punkt. Mehr noch, Gesundheit ist für den Philosophen für 90 % unseres Glückes verantwortlich (Schopenhauer, 1851/1986). Es wundert daher auch nicht, dass es an Hinweisen, Anregungen und klugen Ratschlägen für ein gesünderes Leben nicht mangelt. Unzählige Werbekampagnen, Rundfunkbeiträge, Zeitungs- und Zeitschriftenbeiträge, Internetseiten oder Ratgeberbücher geben uns täglich Hinweise und Tipps zur besseren Ernährung, für ein Leben ohne Zigaretten und Alkohol, für langsameres Fahren auf der Autobahn, sicheren Geschlechtsverkehr oder laden uns zu Vorsorgeuntersuchungen oder der Beschäftigung mit den verschiedensten gesundheitsbezogenen Themen ein. Insgesamt mit eher mäßigem Erfolg (Noecker, 2015). Darüber hinaus spielen so viele Faktoren beim gesundheitsbezogenen Verhalten eine Rolle, dass eine einzelne Maßnahme (z. B. mit Hilfe von Furchtappellen über die tödlichen Folgen des Alkoholkonsums aufzuklären; Andrews, 1995) in den seltensten Fällen Menschen dazu bewegt, ihr risikoreiches Verhalten zu unterlassen (vgl. dazu auch Ort, 2019). Zu den Faktoren, die Einfluss auf konkretes Gesundheitsverhalten nehmen, zählen beispielsweise neben dem Wissen über Risikofaktoren der wahrgenommene Nutzen bestimmter Handlungen, die Einschätzung der eigenen Vulnerabilität oder die wahrgenommenen Erfolgsaussichten, die Überzeugung, durch eigenes Handeln überhaupt etwas Positives beitragen zu können, konkrete Umsetzungsideen, situativ wichtigere Handlungsalternativen, normative Einflüsse oder situative Motivation und Salienz von gesundheitsbezogenem Wissen, um nur einige Faktoren zu nennen.

5.1 · Kontinuierliche Modelle des Gesundheitsverhaltens

Unterschiedliche Modelle (zum Überblick siehe z. B. Conner & Norman, 2015) versuchen nun, unter Berücksichtigung dieser (meistens nicht aller) Einflussfaktoren gesundheitsbezogenes Verhalten zu erklären und vorherzusagen. Dies ist beispielsweise für den Erfolg von Präventions- oder Rehabilitationsprogrammen oder individuelle Verhaltensinterventionen von großer Bedeutung.

Unter gesundheitsbezogenem Verhalten kann man generell alle Verhaltensweisen verstehen, die mit Erhalt oder Wiedererlangung von Gesundheit in Verbindung stehen. Üblicherweise lassen sich dabei kontinuierliche Modelle von dynamischen Stadienmodellen unterscheiden (Sutton, 2015; Sniehotta & Schwarzer, 2003); Velicer und Prochaska (2008) schlagen dagegen die Unterscheidung zwischen Verhaltenstheorien (*theories of bahavior*) und Theorien der Verhaltensänderung vor (*theories of bahavior change*).

Viele Einflussfaktoren

> **Selbstreflexion: Wo liegen die Barrieren?**
> Es fällt Ihnen bestimmt nicht schwer, Bereiche Ihres Lebens zu nennen, in denen Sie sich vielleicht nicht hundertprozentig gesund verhalten, oder vielleicht gibt es das ein oder andere Laster, von dem Sie wissen, dass es nicht wirklich besonders gesund ist, und Sie sich auch schon einmal überlegt haben, diesbezüglich etwas zu ändern. Vielleicht bewegen Sie sich nicht genug? Arbeiten Sie zu viel? Oder haben Sie nicht auch das Gefühl, das Smartphone viel zu häufig zu nutzen? Oder rauchen Sie? Überlegen Sie doch einmal, warum es Ihnen so schwerfällt, damit aufzuhören. Was könnten die Gründe dafür sein? Unter welchen Bedingungen würden Sie Ihr Verhalten vielleicht erfolgreich verändern können?

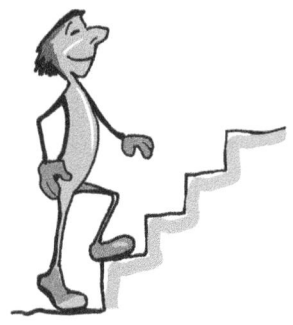

5.1 Kontinuierliche Modelle des Gesundheitsverhaltens

Kontinuierliche Modelle des Gesundheitsverhaltens gehen von der Annahme aus, dass wir uns stets auf einem Kontinuum von Verhaltenswahrscheinlichkeiten befinden. Diese Verhaltenswahrscheinlichkeiten können durch verschiedene (kognitive, affektive oder motivationale) Faktoren wie z. B. Selbstwirksamkeitserwartungen oder Einstellungen beeinflusst werden. Ausgehend von dieser Grundannahme machen Interventionsmaßnahmen jederzeit – solange die Verhaltenswahrscheinlichkeit noch nicht maximal ist – und für alle Personen Sinn. Zu den kontinuierlichen Modellen werden z. B. die Theorie der Schutzmotivation (*protection motivation theory*, Rogers, 1983), die Theorie des geplanten Verhaltens (*theory of planned behavior*, Ajzen, 1991) und das Modell gesundheitlicher Überzeugungen (*health belief model*, Becker, 1974) gerechnet (vgl. z. B. Sniehotta & Schwarzer, 2003). Betrachten wir die Grundideen dieser Modelle genauer.

5.1.1 Modell gesundheitlicher Überzeugungen

Das Modell gesundheitlicher Überzeugungen (*health belief model*, vgl. ◘ Abb. 5.1; Becker, 1974; Rosenstock, 1966; vgl. dazu auch Abraham & Sheeran, 2015) ist eines der frühesten Modelle zum Gesundheitsverhalten und entstand vor dem Hintergrund der Frage, wie effektiv eigentlich öffentliche Gesundheitsprogramme sind. Von demografischen Merkmalen (Geschlecht, Alter, Ethnie, Status) wusste man, dass sie Gesundheitsverhalten beeinflussen; sie lassen sich aber auch nicht ändern. Würde man andere Merkmale finden, die durch Erziehungsmaßnahmen zu beeinflussen wären, dann könnte man auch das Gesundheitsverhalten positiv verändern. Persönliche Überzeugungen, also überdauernde persönliche Merkmale, die Verhalten formen und die gelernt werden, so die Annahme, könnten der Schlüssel sein.

Erwartungswert-Modell   Prinzipiell liegt dem Modell eine Erwartungswertlogik zugrunde. Es wird davon ausgegangen, dass sich die Verhaltenswahrscheinlichkeit zusammensetzt aus dem Wert des Ziels und der Wahrscheinlichkeit der Zielerreichung. Oder negativ formuliert: Eine Person wird dann ihr Verhalten ändern, wenn sie meint, das Risiko einer wahrgenommenes Gesundheits-

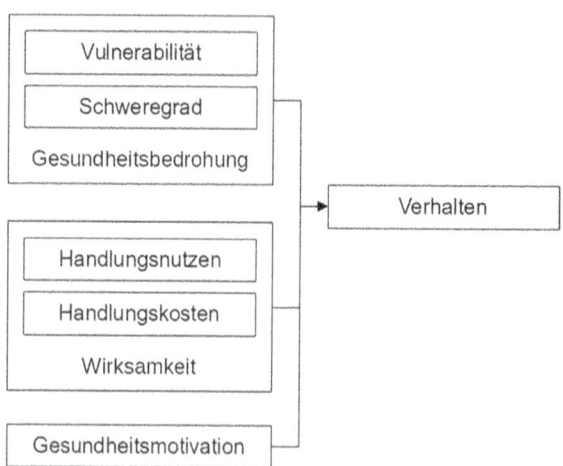

◘ Abb. 5.1 Das Modell gesundheitlicher Überzeugungen (*health belief model*)

bedrohung durch eine entsprechende Verhaltensänderung zu senken (Wirksamkeit).

Die wahrgenommene Gesundheitsbedrohung setzt sich nach dem Modell aus zwei Faktoren zusammen, nämlich der subjektiven Verwundbarkeit und Anfälligkeit (Vulnerabilität) und dem wahrgenommenen Schweregrad der Krankheit. Die Wirksamkeit eines Verhaltens setzt sich ebenfalls aus zwei Faktoren zusammen, nämlich dem wahrgenommenen Nutzen des Handelns für das zu erreichende Ziel einerseits und den Handlungskosten andererseits. In einer erweiterten Version wurde noch die Gesundheitsmotivation, als generelle Bereitschaft, sich mit gesundheitlichen Fragen zu beschäftigen, in das Modell aufgenommen (Becker et al., 1977).

Das Modell gesundheitlicher Überzeugungen war und ist, nicht zuletzt aufgrund seiner Einfachheit, Grundlage vieler Studien und Interventionen zu ganz unterschiedlichen gesundheitsbezogenen Verhaltensweisen, von Brustkrebsfrüherkennung über Risikoverhalten (Rauchen, Alkohol), Ernährungsverhalten, Zahnhygiene, Therapieeinhaltung bis zu Grippeimpfungen (vgl. Abraham & Sheeran, 2015). Auch im Zusammenhang mit der COVID-19-Pandemie wurde das Modell erfolgreich zur Erklärung gesundheitsbezogener Verhaltensweisen eingesetzt (Jose et al., 2021). Kritisch anzumerken ist, dass die wahrgenommene Bedrohung einerseits und die wahrgenommene Wirksamkeit andererseits allein oftmals nicht ausreichen, um Verhaltensänderungen zu bewirken (Harrison et al., 1992). Auch der fehlende Einbezug kognitiver Faktoren (Bewertungen) oder der Intentionsbildung (konkrete Handlungsabsicht), die in anderen Modellen als Voraussetzung für Verhalten angesehen werden, sind kritisch zu bewerten (Abraham & Sheeran, 2015).

5.1.2 Theorie der Schutzmotivation

Die dem Modell der Schutzmotivation (*protection motivation theory*, Rogers, 1983, vgl. ◘ Abb. 5.2) zugrunde liegende Annahme ist, dass bei der Wahrnehmung gesundheitsrelevanter Informationen zwei Bewertungsprozesse eine Rolle spielen: ähnlich wie beim Modell gesundheitlicher Überzeugungen zum einen die Bedrohungseinschätzung und zum anderen die Einschätzung der Bewältigungsmöglichkeiten. Die Bedrohungseinschätzung wiederum ist Resultat einer Kosten-Nutzen-Abwägung. Die Kosten ergeben sich einerseits aus der Einschätzung, wie schwerwiegend die Bedrohung ist, andererseits aus der wahrgenommenen Verwundbarkeit (Vulnerabilität). Ein Nutzen ergibt sich dagegen aus intrinsischen (z. B. was habe ich selbst davon?) und extrinsischen Belohnungen

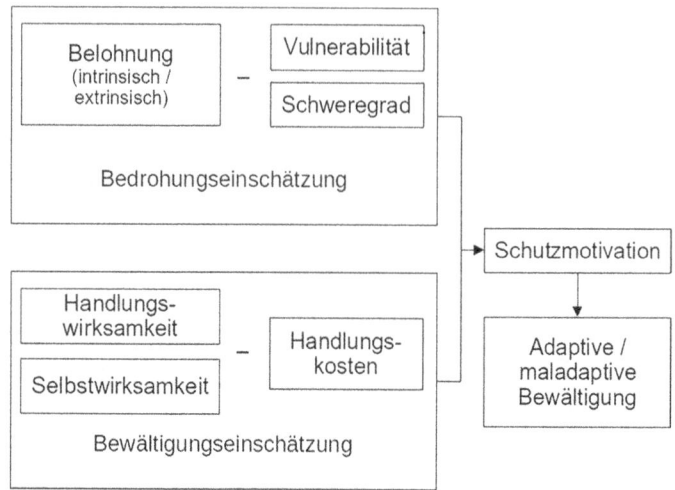

◘ Abb. 5.2 Theorie der Schutzmotivation (*protection motivation theory*)

Adaptive und maladaptive Bewältigung

(z. B. positives Feedback von anderen). Kommt eine Person nach dieser Kosten-Nutzen-Analyse zu dem Schluss, es könnte angebracht sein, sich gesünder zu verhalten, kommt es im nächsten Schritt zu einer Bewältigungseinschätzung. Diese ergibt sich wiederum aus der wahrgenommenen Selbstwirksamkeit einerseits und der Handlungswirksamkeit (welchen Einfluss hat meine Handlung auf das gewünschte Ergebnis?) andererseits. Demgegenüber steht die Einschätzung der Handlungskosten (wie anstrengend wird es für mich werden?).

Ob die Person nun eine Schutzmotivation als Grundlage des entsprechenden Verhaltens (adaptive Bewältigungsreaktion) aufbaut oder nicht (maladaptive Bewältigung), hängt von der Differenz von Handlungswirksamkeit und Selbstwirksamkeit einerseits und den Handlungskosten andererseits ab.

Das Modell von Rogers (1983), das vor allem in den Bereichen körperliche Aktivität und Diät, Rauchen und Alkoholmissbrauch, Sexualverhalten, Krebsvorsorge und Therapieeinhaltung (*compliance*) untersucht wurde (Norman et al., 2015), hat sich in der Praxis als sehr komplex herausgestellt, sodass meistens nicht alle Einflussfaktoren gleichzeitig berücksichtigt wurden. Dennoch hat es sich in zahlreichen Studien als wirksame Grundlage von Interventionsmaßnahmen erwiesen (Norman et al., 2005, siehe dazu die Meta-Analyse von Floyd et al., 2000) und wird auch in aktuellen Studien zum Gesundheitsverhalten z. B. im Zusammenhang mit der COVID-19-Pandemie als theoretische Grundlage herangezogen (Kim et al., 2022). Insgesamt weisen alle Komponenten des Modells auf gesundheitsbezogenes Verhalten hin (Floyd et al., 2000), wobei sich die Selbstwirksamkeit häufig als stärkster Verhaltensprädiktor erweist (Bui et al., 2013).

5.1 · Kontinuierliche Modelle des Gesundheitsverhaltens

> **Beispiel: Johann will sich nicht impfen lassen**
> Johann A. will sich nicht gegen COVID-19 impfen lassen (maladaptive Bewältigung). Einerseits nimmt er nicht wirklich eine Bedrohungslage wahr, die ein Handeln erforderlich machen würden. Einer möglichen Erkrankung sieht er nämlich ziemlich gelassen entgegen, da er nicht an einen schweren Verlauf glaubt (Schweregrad gering) und sich zudem fit und gesund fühlt (Vulnerabilität niedrig). Und selbst wenn, den neuartigen Impfstoffen steht er ziemlich skeptisch gegenüber (Handlungswirksamkeit gering), eher fürchtet er sich vor noch unbekannten Folgen der Impfung (Handlungskosten hoch).
>
> Johann scheint nicht ganz allein zu sein. Immerhin waren – trotz des insgesamt hohen Impfniveaus – im August 2021 immer noch 12,5 % der Bevölkerung gar nicht geimpft (RKI, 2021). Laut einer repräsentativen Forsa-Befragung von nicht geimpften Personen zu den Gründen für die fehlende Inanspruchnahme der Corona-Schutzimpfung im Auftrag des Bundesgesundheitsministeriums im Oktober 2021 gaben 34 % der befragten Personen an, dass sie sich nicht haben impfen lassen, weil die Impfstoffe nicht ausreichend erprobt sind; 16 % hegen Zweifel an der Sicherheit und Ungefährlichkeit der Impfstoffe (Handlungswirksamkeit), 18 % haben Angst vor Nebenwirkungen und 15 % Angst vor Impfschäden und Langzeitfolgen (Handlungskosten). 9 % schätzen das Risiko, selbst schwer an COVID-19 zu erkranken, als gering an (Vulnerabilität).

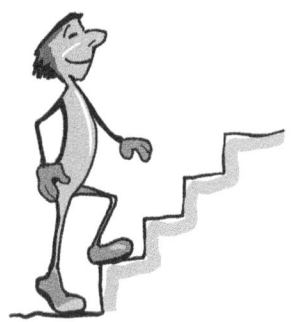

5.1.3 Theorie des geplanten Verhaltens

Die Theorie des geplanten Verhaltens (Ajzen, 1991; Conner & Sparks, 2015) wird allgemein in sehr vielen Kontexten – und nicht nur in der Gesundheitspsychologie – zur Verhaltensvorhersage eingesetzt. Grundannahme ist, dass Verhalten die Folge einer gebildeten Verhaltensintention (Absicht) ist. Die Intention wiederum ist Ergebnis der Verhaltenseinstellungen der Person, ihrer subjektiven Normen und der wahrgenommenen Verhaltenskontrolle (Abb. 5.3).

Unter Einstellung kann man die Verhaltensbewertung verstehen, also ob das Verhalten als gut, schlecht, angenehm, unangenehm, hilfreich etc. angesehen wird. Die subjektive Norm wiederum beschreibt die Erwartungen von (wichtigen) anderen, mit denen sich die Person konfrontiert sieht. Was denken zum Beispiel die Familie, Freunde oder andere wichtige Bezugspersonen über das Verhalten? Die Verhaltenskontrolle

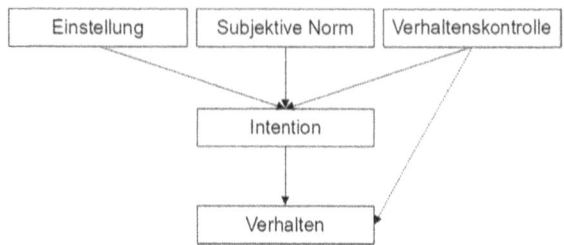

Abb. 5.3 Theorie des geplanten Verhaltens

wiederum beschreibt die subjektiv wahrgenommene Schwierigkeit, das Verhalten auch auszuüben, wozu dann beispielsweise auch die Kontrollüberzeugungen der Person beitragen (also auch hier wieder eine Nähe zum Konzept der Selbstwirksamkeit von Bandura (1977)). Weiter wird davon ausgegangen, dass die Verhaltenskontrolle nicht nur auf die Verhaltensintention, sondern auch direkt auf das Verhalten einwirkt. Personen werden nur dann ein beabsichtigtes Verhalten ausführen, wenn sie nicht nur theoretisch, sondern auch tatsächlich dazu in der Lage sind.

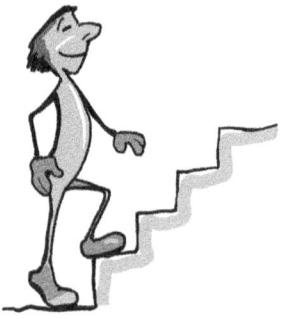

> **Beispiel: Tim würde ja gerne, aber er schafft es nicht.**
> Tim findet eigentlich, dass Sporttreiben eine gute Sache ist. Sport hält gesund und fit (positive Einstellung). Und auch seine Freunde treiben regelmäßig Sport. Sein bester Freund Jan beispielsweise hat ihn schon mehrfach aufgefordert, mit ihm Joggen zu gehen (positiv wahrgenommene subjektive Norm). Tim hat jedoch jedes Mal absagen müssen, er kriegt es zeitlich einfach nicht hin. Während der Woche ist er durch die Arbeit so eingespannt, dass für andere Dinge kaum Zeit da ist, und am Wochenende möchte er für seine Familie da sein und, wenn möglich, einfach abschalten und entspannen. Zwar hat er es sich wirklich schon ein paar Mal vorgenommen, aber am Ende kam dann immer was dazwischen oder er war einfach zu kaputt (geringe wahrgenommene Verhaltenskontrolle).

Intentions-Verhaltens-Lücke

Ein Vorteil des Modells ist die relativ einfache Erfassung der drei Einflussfaktoren, die direkt erfragt werden können. Die Theorie wurde in verschiedenen Bereichen des Gesundheitsverhaltens zur Vorhersage eingesetzt (Ernährungsverhalten, körperliche Aktivität, Sexualverhalten, Krebsvorsorge, Rauchen und Alkoholmissbrauch, Therapieeinhaltung (*compliance*), Verhalten im Straßenverkehr, Sonnenschutz; vgl. Conner & Sparks, 2015). Gleichzeitig ist die Einfachheit des Modells auch seine Schwäche, da viele andere Einflussfaktoren nur unzureichend berücksichtigt werden, etwa vergangenes Verhalten, moralische Normen und Involvement. Zudem sagt das Modell zwar die Ausbildung einer Verhaltensintention gut vorher, weniger gut aber das eigentliche Verhalten (Sheeran, 2002; Conner & Sparks, 2015) – ein Phänomen, das auch als Intentions-Verhaltens-Lücke (*intention behavior gap*; z. B. Sheeran & Webb, 2016) bekannt ist und das explizit in anderen Modellen integriert wurde. Von großer Bedeutung für die Umsetzung eines beabsichtigten Verhaltens ist die Umsetzungsabsicht (*implementation intention*; Gollwitzer & Sheeran, 2006), die genau das Wann, Wo und Wie des Agierens im Voraus festlegt („Wenn ich am Wochenende zu Hause bin, werde ich früh aufstehen, um noch vor dem Frühstück eine Runde Joggen zu gehen").

5.2 Dynamische Stadienmodelle des Gesundheitsverhaltens

Dynamische Stadienmodelle des Gesundheitsverhaltens gehen im Gegensatz zu den kontinuierlichen Modellen von der Annahme aus, dass wir bei der Gesundheitsverhaltensänderung unterschiedliche und voneinander getrennte Phasen durchlaufen. Interventionsmaßnahmen sind aus dieser Perspektive dann eher phasenspezifisch und personenspezifisch zu ergreifen. Zu den dynamischen Stadienmodellen (vgl. z. B. Sniehotta & Schwarzer, 2003) gehören beispielsweise das transtheoretische Modell der Verhaltensänderung (Prochaska & DiClemente, 1983) und das sozial-kognitive Prozessmodell gesundheitlichen Handelns (*health action process approach*, Schwarzer, 1992). Werfen wir auch hier einen genaueren Blick auf diese Modelle.

5.2.1 Sozial-kognitives Prozessmodell gesundheitlichen Handelns

Das sozial-kognitive Prozessmodell (Schwarzer, 1992) integriert verschiedene Konzepte, die wir bereits aus den vorherigen Modellen kennen (Abb. 5.4). So wird davon ausgegangen, dass die Zielsetzung durch Selbstwirksamkeit, Handlungs-Ergebnis-Erwartungen und Risikowahrnehmung beeinflusst wird. Wird ein Gesundheitsrisiko (eigene Vulnerabilität, Schweregrad der Erkrankung) wahrgenommen, dann kommt es bei Vorliegen entsprechender Selbstwirksamkeitserwartungen und positiver Handlungsergebniserwartungen zur Zielsetzung (Intention), die die Voraussetzung für späteres

Motivationale und volitionale Prozesse

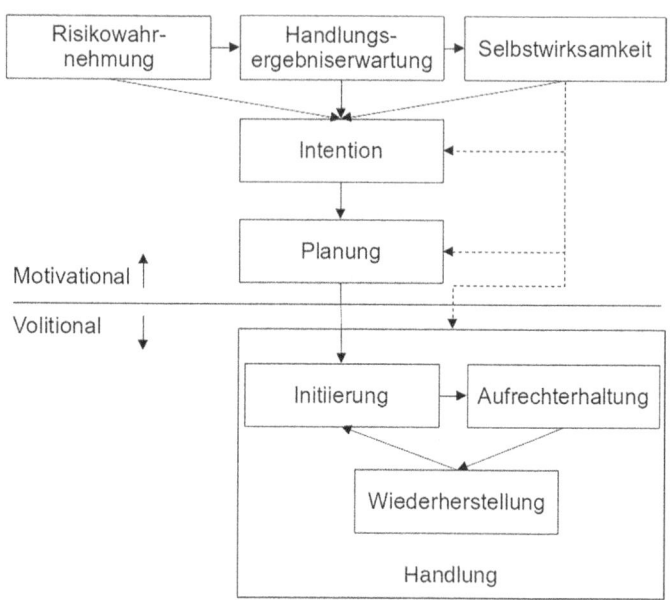

 Abb. 5.4 Das sozial-kognitive Prozessmodell gesundheitlichen Handelns (*health action process approach*)

Handeln darstellt. Dieser Prozess stellt die Motivationsphase des Modells dar, die aber für das eigentliche Handeln noch nicht ausreicht (→ Intentions-Verhaltens-Lücke; Sutton, 2008). Ähnlich wie im Rubikon-Modell der Handlungsplanung (z. B. Heckhausen & Heckhausen, 2018) werden neben diesen präintentionalen Motivationsprozessen noch postintentionale Volitionsprozesse angenommen. Diese Volitionsprozesse werden weiter differenziert in eine präaktionale Phase, in der es um die Planung und Initiierung von Verhalten geht, eine aktionale Phase, die die Handlungsausführung und Aufrechterhaltung beschreibt, sowie die postaktionalen Prozesse, in der es um die Frage geht, ob ein Verhalten erneut ausgeführt wird oder ob man sich angesichts des ausbleibenden Erfolgs von der Handlungsabsicht löst. So ist beispielsweise denkbar, dass ein Handlungsergebnis in die intendierte Richtung zur Verhaltensfortsetzung oder gar -intensivierung führt, während ein ausbleibendes Handlungsergebnis eher zu einer Zielablösung führen kann. Von der Selbstwirksamkeit wird angenommen, dass sie nicht nur bei der Intentionsbildung, sondern während des gesamten Prozesses Bedeutung hat, also auch bei Aufrechterhaltung oder Wiederherstellung von Verhalten.

Selbstwirksamkeit als bester Prädiktor

Wie die anderen Modelle auch, wurde das sozial-kognitive Prozessmodell in ganz unterschiedlichen Kontexten zur Verhaltensvorhersage erfolgreich eingesetzt, z. B. Zahnhygiene (Wu et al., 2022), Ernährungsverhalten (Chiu et al., 2012),

Rauchverhalten (Joveini et al., 2020) oder Übergewicht (Hattar et al., 2016). Eine Meta-Analyse von Zhang et al. (2019) kommt zu dem Schluss, dass dabei insbesondere die Selbstwirksamkeit den größten Vorhersagebeitrag leistet. Das Modell erlaubt darüber hinaus klare Vorgaben für Interventionsprozesse (Sutton, 2008). Da das Ergebnis einer vorausgegangenen Phase als Kausalursache für die nachfolgende Phase verstanden werden kann, können gewünschte Veränderungen jeweils dadurch erreicht werden, dass man Änderungen in der vorangehenden Phase herbeiführt. Liegen die Probleme bei der Intentionsbildung, dann können Maßnahmen zur Steigerung der Selbstwirksamkeit, der positiven Handlungs-Ergebnis-Erwartungen oder der Risikowahrnehmung erfolgen (also auf der präintentionalen Ebene). Liegen die Schwierigkeiten eher bei der Planungsinitiierung und Aufrechterhaltung, dann sind entsprechende Maßnahmen auf postintentionaler Ebene notwendig (Sutton, 2008).

5.2.2 Transtheoretisches Modell der Verhaltensänderung

Das transtheoretische Modell der Verhaltensänderung entstand ursprünglich im Zusammenhang mit Programmen zur Rauchentwöhnung (Prochaska & DiClemente, 1983), hat sich dann aber zu einem übergeordneten Rahmenmodell entwickelt, mit dem sowohl individuelle Verhaltensänderungen (ohne Psychotherapie) als auch psychotherapeutisch unterstützte Verhaltensänderungen beschrieben und erklärt werden können (Prochaska & DiClemente, 2005). Ziel dabei war auch, verschiedene Ansätze in ein einziges Modell zusammenzuführen. Es werden fünf Stufen der Veränderung beschrieben: Präkontemplation, Kontemplation, Vorbereitung, Handlung, Aufrechterhaltung und Beendigung.

Präkontemplation Auf dieser Stufe befinden wir uns dann, wenn eine Verhaltensänderung gar nicht anvisiert ist, zumindest nicht in der nächsten Zeit. Wir sind nicht besorgt und wir sehen keinen Grund, unser Verhalten zu ändern. Zur nächsten Stufe kommen wir beispielsweise, wenn uns Risiken bewusst werden oder wenn sich in unserem sozialen Umfeld Ereignisse einstellen, die uns mit dem Problemverhalten konfrontieren.

Kontemplation Wenn wir prinzipiell darüber nachdenken, ein bestimmtes Verhalten ändern zu wollen, wenn wir uns der Risiken bewusst geworden sind und an die Vorteile einer Verhaltensänderung denken, aber noch nicht jetzt und heute handeln, dann befinden wir uns auf der Stufe der Kontemplation. Bevor wir eine entsprechende Verhaltensänderungsintention herausgebildet haben, überwiegen die negativen Konsequenzerwartungen, d. h. die Überlegungen zu den Vor- und Nachteilen der Verhaltensänderungen resultieren noch zuungunsten des gesunden Verhaltens (negative Entscheidungsbalance).

Vorbereitung Auf die Stufe der Vorbereitung rücken wir vor, wenn wir uns zur baldigen Verhaltensänderung entschlossen haben. Wir beginnen darüber nachzudenken, wann ein günstiger Moment sein könnte, womöglich haben wir auch schon einen ersten Versuch unternommen, der uns in die gewünschte Richtung bringt (beim Rauchen z. B. einfach mal weniger rauchen). Die Entscheidungsbalance ist nun auf der Seite des gesunden Verhaltens.

Handlung Jetzt ist der Prozess der Intentionsbildung abgeschlossen und wir verhalten uns über einen längeren Zeitraum intentionsgemäß.

Aufrechterhaltung Nun geht es darum, das veränderte Verhalten zur Gewohnheit zu machen. Das neue Verhaltensmuster wird etabliert und automatisiert. Die Aufrechterhaltung des Zielverhaltens kostet uns immer weniger Mühe.

Beendigung Ist das Zielverhalten zur Gewohnheit geworden, erfordert es keinerlei selbstregulativen Prozesse mehr. Die Person hat die Verhaltensänderung beendet. In einer Neuformulierung des Modells findet sich anstelle der Beendigung explizit der Rückfall als weitere Stufe (DiClemente & Graydon, 2020).

Wurde das Durchlaufen dieser einzelnen Phasen zunächst mit konkreten zeitlichen Annahmen versehen (z. B. Sutton, 2001), wird in neueren Modellformulierungen (z. B. DiClemente, 2018) davon ausgegangen, dass das Fortschreiten von einer Stufe zur nächsten kein lineares Geschehen ist, sondern dass wir uns auf diesen Stufen vor und zurück bewegen können. Eher wird daher ein zyklischer Prozess angenommen, was allerdings die Schwierigkeit mitbringt, eine Person in diesem Prozess exakt zu verorten.

Neben den verschiedenen Stufen werden im Modell auch noch Prozesse beschrieben, die den Übergang von einer zur anderen Stufe beeinflussen (Prochaska & DiClemente, 1983; Prochaska et al., 1988; vgl. auch DiClemente & Graydon, 2020; vgl. ◘ Tab. 5.1). Diese lassen sich in kognitiv-affektive und verhaltensbezogene Prozesse unterteilen.

Das Konzept der Selbstwirksamkeit (Bandura, 1977) wurde in früheren Modellbeschreibungen kaum adressiert, hielt jedoch als situationsspezifische Bewältigungskompetenz,

Tab. 5.1 Kognitiv-affektive und verhaltensorientierte Prozesse

Kognitiv-affektive Prozesse	
Bewusstseinserhöhung (*consciousness raising*)	Die Person wird sich möglicher Ursachen und Konsequenzen des Problemverhaltens einerseits, und möglicher Lösungswege andererseits bewusst. Es wird neues Wissen erworben. (Beispiel: „Ich suche nach Informationen zum Thema Rauchen").
Emotionale Intensivierung (*dramatic relief*)	Negative Gefühle hinsichtlich des Problemverhaltens werden intensiver (Angst, Besorgnis), was zu einer größeren Erleichterung im Falle erfolgreicher Verhaltensänderungen führt (Beispiel: „Gesundheitswarnungen zum Thema Rauchen bewegen mich emotional").
Neubewertung der Umwelt (*environmental reevaluation*)	Es kommt zu einer veränderten Wahrnehmung des Problemeinflusses auf die Umwelt (Beispiel: „Ich höre auf, daran zu denken, dass Rauchen die Umwelt verschmutzt").
Neubewertung der eigenen Person (*self-reevaluation*)	Es kommt zu kognitiv-affektiven Neubewertungen der Person und des Problemverhaltens, d. h. das Veränderungsverhalten wird in die personale Identität integriert (Beispiel: „Meine Zigarettenabhängigkeit enttäuscht mich über mich selbst").
Selbstbefreiung (*self liberation*)	Es kommt zu einer erhöhten Verhaltensverpflichtung (*commitment*; Beispiel: „Ich sage mir selbst, dass ich mit dem Rauchen aufhören kann, wenn ich will").
Verhaltensorientierte Prozesse	
Soziale Befreiung (*social liberation*)	Man realisiert veränderte soziale Normen, die das Zielverhalten unterstützen (Beispiel: „Ich stelle fest, dass es in öffentlichen Plätzen Nichtraucherbereiche gibt").
Kontingenzmanagement (*reinforcement management*)	Die Person (oder andere) belohnt sich selbst für erfolgreiche Veränderungen und weniger für das ungesunde Verhalten (Beispiel: „Andere belohnen mich, wenn ich nicht rauche").
Hilfreiche Beziehungen (*helping relationships*)	Hilfreiche soziale Beziehungen werden zur Unterstützung der Verhaltensänderung genutzt (Beispiel: „Ich habe jemand, der mir zuhört, wenn ich über das Rauchen spreche").
Gegenkonditionierung (*counterconditioning*)	Ersetzen des problematischen Verhaltens durch Verhaltensalternativen (Beispiel: „Ich tue etwas anderes als Rauchen, wenn ich mich entspannen möchte").
Stimuluskontrolle (*stimulus control*)	Problemauslösende Reize werden vermieden und durch Reize für alternative Verhaltensweise ersetzt (Beispiel: „Ich räume Dinge aus meiner Umgebung weg, die mich an das Rauchen erinnern").

Prozesse der Verhaltensänderung im transtheoretischen Modell der Verhaltensänderung (Prochaska & DiClemente, 1983). Beispiele in Anlehnung an den von Prochaska und DiClemente (1983) eingesetzten Fragebogen zur Erfassung der verschiedenen Prozesse

in Risikosituationen nicht rückfällig zu werden (Velicer et al., 1998), Einzug in das Modell. Darüber hinaus markiert Selbstwirksamkeit auch, an welchem Punkt der Verhaltensänderung sich die Person gerade befindet, und spielt bei den Phasenübergängen eine wichtige Rolle (DiClemente, 2018). Selbstwirksamkeit ist daher Voraussetzung und Folge erfolgreicher Verhaltensänderungen.

Das Stufenmodell findet breite Anwendung bei unterschiedlichsten Problemstellungen vom Rauchen über den Substanzmissbrauch, körperliche Aktivität oder Ernährung (Rosen, 2000; vgl. auch Sutton, 2015) und hat sich darüber hinaus auch in therapeutischen Kontexten bewährt (vgl. dazu etwa Krebs et al., 2018).

5.3 Erweitertes Motivationsmodell

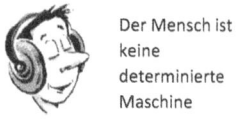

Der Mensch ist keine determinierte Maschine

An der Anzahl der Modelle zur Vorhersage von gesundheitsbezogenen Verhaltensweisen lässt sich bereits ablesen, dass bisher kein Modell Allgemeingültigkeit für sich beanspruchen kann. Eher ist es so, dass verschiedene Modelle zu ähnlich guten Vorhersagen kommen, kein Modell aber in der Lage ist, alle relevanten Aspekte, die am Ende Einfluss auf unsere Entscheidungen und unser Handeln nehmen, berücksichtigen kann. Für die praktische Arbeit wie für wissenschaftliche Studien bedeutet das, das es sinnvoll ist, dasjenige Modell auszuwählen, dessen Dimensionen, Faktoren und Merkmale valide, reliable und objektiv operationalisiert werden können, und gegebenenfalls noch Moderator- bzw. Mediatorvariablen zu bedenken (◘ Abb. 5.5).

Neben den hier vorgestellten Modellen gibt es noch weitere, etwa das Prozessmodell des präventiven Handelns (Weinstein & Sandman, 1992) oder die sozial-kognitive Theorie (Bandura, 1979), die ebenfalls im Zusammenhang mit gesundheitsbezogenen Verhaltensänderungen eingesetzt werden. Es kann festgehalten werden, dass Verhaltensvorhersagen anhand dieser Modelle durchaus gelingen, dennoch sind die Ergebnisse und Effektstärken nach wie vor uneinheitlich. Dies ist auch der Komplexität und den vielen Einflussfaktoren auf das (gesundheitsbezogene) Verhalten geschuldet. Die zunehmende Komplexität der Modelle macht es zudem schwierig, diese in Gänze zu testen oder in die Anwendung zu bringen (Sutton, 2015). So finden sich in den Modellen kaum Hinweise auf den Einfluss der sozialen oder materiellen Umwelt oder die Bedeutung von Persönlichkeitseigenschaften auf risikoreiches bzw. gesundheitsorientiertes Verhalten. Auch berücksichtigt keines der Modelle die subjektiven Kriterien für Gesundheit und Krankheit, sondern orientiert sich an dem, was Gesundheitsexperten als gesund definieren. Auch können alle Modelle als kognitive Modelle angesehen werden, die Verhalten als zweckrational beschreiben. Emotionale und irrationale Einflüsse werden nicht berücksichtigt (Faltermaier,

5.3 · Erweitertes Motivationsmodell

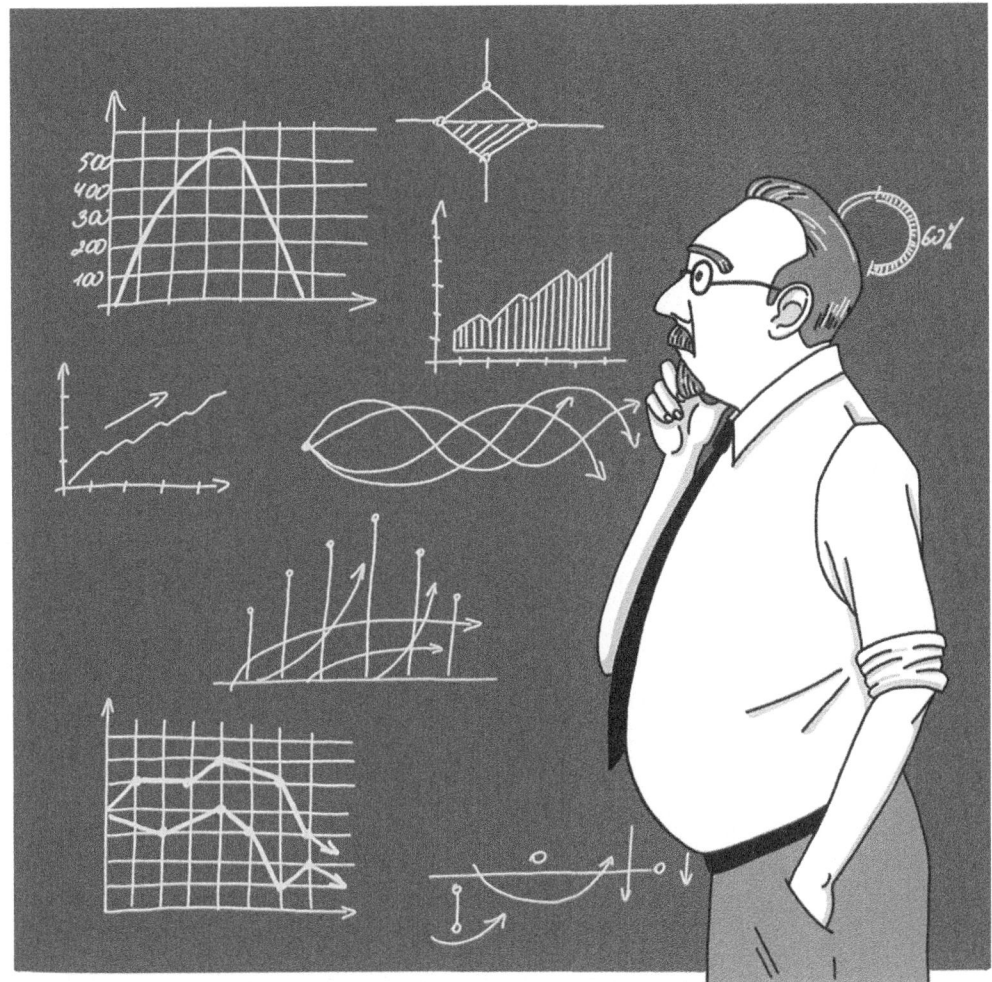

�‍ **Abb. 5.5** Welches Modell ist das richtige? (© Katharyna Naegler)

2017), was insofern problematisch ist, als dass unser Verhalten häufig impulsiv, aus dem Moment heraus und durch emotionale Befindlichkeiten bzw. Erwartungen beeinflusst wird und damit überhaupt nicht dem entspricht, was man als zweckrational bezeichnet. Zumindest aber für die Intentions-Verhaltens-Lücke stehen mit der Berücksichtigung von motivationalen und volitionalen Prozessen wichtige Erklärungsansätze zur Verfügung. Es fällt zudem auf, dass in den hier beschriebenen Modellen immer wieder ähnliche oder die gleichen Konzepte zur Erklärung herangezogen werden, etwa

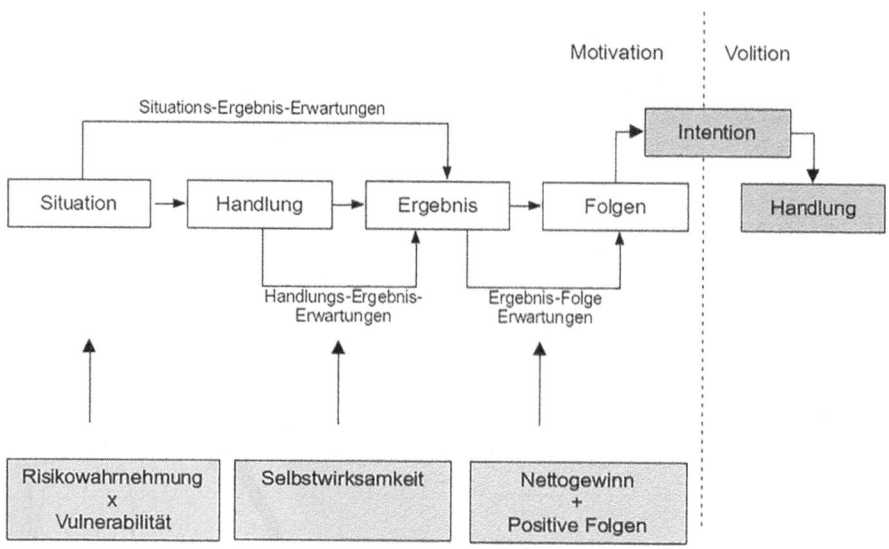

● **Abb. 5.6** Ein erweitertes Motivationsmodell zum gesundheitlichen Handeln auf Grundlage des Erwartungswertmodells von Heckhausen (1977)

Selbstwirksamkeit, Risikowahrnehmung oder Ergebniserwartungen, die zusammengefasst den höchsten Vorhersagebeitrag liefern.

Was allerdings kaum berücksichtigt wird, sind Ergebnis-Folge-Erwartungen (Heckhausen, 1977, vgl. ● Abb. 5.6), also die Frage, welche Auswirkungen das (gewünschte) Ergebnis meines Handelns für andere mir wichtige Lebensbereiche hat. Diese könnten aber auf bedeutsame Weise das Gesundheitsverhalten beeinflussen. Es ist beispielsweise denkbar, dass ich nicht mit dem Rauchen aufhöre, weil ich nicht (mehr) erwarte, die positiven Folgen erleben zu können, oder weil ich befürchte, dass ich dann das gesellige Beisammensein mit meinen Freunden nicht mehr so genieße wir früher. Das von Heckhausen zur Vorhersage von Leistungsmotivation vorgeschlagene Modell eignet sich meines Erachtens, um auch gesundheitsorientiertes Verhalten bzw. die Bildung einer Handlungsintention zu erklären. Schauen wir es uns in ergänzter und für unseren Kontext angepasster Weise genauer an.

Ausgangslage ist die Person, die sich in einer Situation befindet. Damit sie überhaupt auf die Idee kommt, zielbezogen zu handeln, muss eine negative Situations-Ergebnis-Erwartung vorliegen. Die Person muss einen negativen Situationsausgang befürchten („Wenn nichts passiert, dann werde ich krank werden"). Die Person muss also einerseits ein

5.3 · Erweitertes Motivationsmodell

Risiko wahrnehmen und andererseits die Überzeugung haben, ohne Eingreifen auch selbst von dem Risiko betroffen zu sein (erwartete oder faktische Ist-Soll-Diskrepanz). Zudem muss sie davon ausgehen, dass die Folgen des Risikos beträchtlich sein werden (Vulnerabilitätswahrnehmung). Diese ist Voraussetzung dafür, dass die Idee oder der Wunsch aufkommt, dieser negativen Situations-Ergebnis-Erwartung entgegenzuwirken. Damit dies jedoch getan werden kann, muss die Person eine Vorstellung davon haben, wie und mit welchen Handlungsweisen sie das tun kann, mit anderen Worten: Sie muss über entsprechende Handlungs-Ergebnis-Erwartungen verfügen. Sie muss aber auch die Überzeugung haben, dass sie in der Lage dazu ist, diese Maßnahmen umzusetzen (Selbstwirksamkeit). Aber auch das reicht noch nicht aus, damit die Person tatsächlich die Intention ausbildet, zu handeln. Vielmehr muss sie auch noch davon überzeugt sein, dass sich das von ihr zu erreichende Ergebnis in einem für sie akzeptablen Zeitraum tatsächlich einstellt, die erwarteten Handlungsgewinne die Handlungskosten übersteigen und dass das Ergebnis ihres Tuns keine negativen Auswirkungen auf andere ihr wichtige Lebensbereiche hat, sondern im Gegenteil eher allgemein positive Folgen nach sich ziehen wird (Ergebnis-Folge-Erwartungen). Das Handlungsziel darf also keine Netto-Kosten verursachen. Die Idee, mehr Sport treiben zu wollen, was an und für sich für das Herz-Kreislaufsystem gut wäre, könnte dadurch verworfen werden, weil es von dem geringen Zeitbudget, das eine Person eigentlich ihrer Familie zur Verfügung stellen möchte, zu viel Zeit beansprucht und die unmittelbaren negativen Folgen des wenigen Sports noch nicht die Kosten auf Familienseite übersteigen. Kosten könnten aber z. B. auch dadurch entstehen, dass das Verhalten im sozialen Kontext negative Konsequenzen nach sich zieht, weil es von wichtigen Bezugspersonen nicht akzeptiert wird. Auch materielle Kosten können entstehen, wenn mit dem gewünschten Ergebnis z. B. ein nicht finanzierbarer Lebensstil anvisiert wird. Sind also auch positive Folgen des Handelns zu erwarten, dann kann es zur Bildung einer Handlungsintention und einer entsprechenden Motivation kommen, die Voraussetzung für das tatsächliche Handeln ist. Das Handeln selbst wird dann durch volitionale Prozesse begleitet. Eine empirische Testung des hier vorgestellten erweiterten Erwartungs-Wert-Modells im Gesundheitsbereich steht allerdings noch aus.

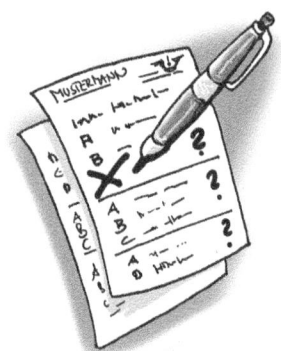

? Prüfungsfragen
1. Erläutern Sie den Unterschied zwischen kontinuierlichen Modellen und Stadienmodellen des Gesundheitsverhaltens.
2. Skizzieren Sie das Modell der gesundheitlichen Überzeugungen und begründen Sie, warum dieses Modell für die Verhaltensvorhersage nicht ausreicht.
3. Erläutern Sie das Modell des geplanten Verhaltens an einem konkreten Beispiel.
4. Welche Phasen unterscheidet das transtheoretische Modell der Verhaltensänderung?
5. Im sozial-kognitiven Prozessmodell wird zwischen motivationalen und volitionalen Aspekten unterschieden. Erläutern Sie an einem konkreten Beispiel, was man sich darunter vorstellen kann, und machen Sie deutlich, warum die Berücksichtigung volitionaler Aspekte so wichtig ist.
6. Wie kann man mit dem erweiterten Motivationsmodell nach Heckhausen die Entstehung gesundheitsbezogener Motivation erklären?
7. Reflektieren Sie darüber, warum keines der hier vorgestellten Modelle gesundheitsbezogenes Verhalten perfekt vorhersagen kann.

Zusammenfassung
- Modelle des Gesundheitsverhaltens versuchen, gesundheitsbezogene Verhaltensweisen zu erklären und vorherzusagen.
- Üblicherweise unterscheidet man zwischen kontinuierlichen Modellen und Stadienmodellen.
- Kontinuierliche Modelle erklären Verhalten als Ergebnis von Wahrscheinlichkeiten.
- Stadienmodelle unterscheiden dagegen qualitativ unterschiedliche Phasen des Handelns.
- Das Modell der gesundheitlichen Überzeugungen geht davon aus, dass Personen dann ihr Verhalten ändern, wenn sie meinen, das Risiko einer wahrgenommenen Gesundheitsbedrohung durch eine entsprechende Verhaltensänderung zu senken.
- Für das Modell der Schutzmotivation sind die Bedrohungseinschätzung einerseits und die Einschätzung der Bewältigungsmöglichkeit andererseits für das Verhalten ausschlaggebend.
- Die Theorie des geplanten Verhaltens sieht in der Intention (Absicht) die zentrale Stellgröße für das Verhalten, wobei die Intention Ergebnis der Verhaltenseinstellungen der Person, ihren subjektiven Normen und der wahrgenommenen Verhaltenskontrolle ist.

- Das sozial-kognitive Prozessmodell berücksichtigt neben motivationalen Prozessen auch volitionale Aspekte.
- Das transtheoretische Modell der Verhaltensänderung geht von mehreren aufeinanderfolgenden Phasen der Verhaltensänderung aus, die zyklisch durchlaufen werden.
- Keines der vorgestellten Modelle kann Allgemeingültigkeit beanspruchen, dazu unterliegt (gesundheitsbezogenes) Verhalten zu vielen Einflüssen.
- Die Modelle sind als kognitive Modelle zu verstehen, die emotionale und irrationale Aspekte außer Acht lassen.
- Das erweiterte Motivationsmodell bezieht auch die Ergebnis-Folge-Erwartungen in die Vorhersage von gesundheitsbezogenem Verhalten mit ein.

Schlüsselbegriffe

Bedrohungseinschätzung, Ergebnis-Folge-Erwartungen, erweitertes Motivationsmodell, Intention, Intention-Verhaltens-Lücke, kontinuierliche Modelle des Gesundheitsverhaltens, Gesundheitsrisiko, Kontemplation, Modell der Schutzmotivation, Motivation, Präkontemplation, Selbstwirksamkeit, Stadienmodelle des Gesundheitsverhaltens, sozial-kognitives Prozessmodell, Theorie des geplanten Verhaltens, transtheoretisches Modell, Volition

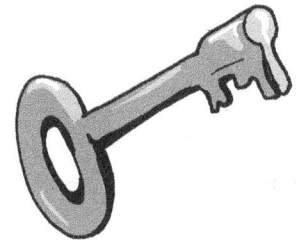

Literatur

Abraham, C., & Sheeran, P. (2015). The health belief model. In M. Conner & P. Norman (Hrsg.), *Predicting health behaviour* (3. Aufl., S. 30–69). McGraw-Hill.

Ajzen, I. (1991). The theory of planned behavior. *Organizational behavior and human decision processes, 50*(2), 179–211.

Andrews, J. (1995). The effectiveness of alcohol warning labels: A review and extension. *American Behavioral Scientist, 38*(4), 622–632.

Bandura, A. (1977). Self-efficacy: Toward a unifying theory of behavioral change. *Psychological Review, 84*(2), 191–215.

Bandura, A. (1979). *Sozial-kognitive Lerntheorie*. Klett.

Becker, M. H. (1974). The health belief model and personal health behavior. *Health Education Monographs, 2*, 324–473.

Becker, M. H., Maiman, L. A., Kirscht, J. P., Haefner, D. P., & Drachman, R. H. (1977). The health belief model and prediction of dietary compliance: A field experiment. *Journal of health and social behavior, 18*(4), 348–366.

Bui, L., Mullan, B., & McCaffery, K. (2013). Protection motivation theory and physical activity in the general Population: A systematic literature review. *Psychology, health & medicine, 18*(5), 522–542.

Chiu, C.-Y., Lynch, R. T., Chan, F., & Rose, L. (2012). The health action process approach as a motivational model of dietary self-management for people with multiple sclerosis: A path analysis. *Rehabilitation Counseling Bulletin, 56*(1), 48–61.

Conner, M., & Norman, P. (2015). *Predicting and changing health behaviour: Research and practice with social cognition models* (3. Aufl.). McGraw-Hill.

Conner, M., & Sparks, P. (2015). The theory of planned behaviour and the reasoned action approach. In M. Conner & P. Norman (Hrsg.), *Predicting health behaviour* (3. Aufl., S. 142–188). McGraw-Hill.

DiClemente, C. C. (2018). *Addiction and change: How addictions develop and addicted people recover* (2. Aufl.). Guilford Publications.

DiClemente, C. C., & Graydon, M. M. (2020). Changing behavior using the transtheoretical model. In M. S. Hagger, L. D. Cameron, K. Hamilton, N. Hankonen, & T. Lintunen (Hrsg.), *The handbook of behavior change* (S. 136–149). Cambridge University Press.

Faltermaier, T. (2017). *Gesundheitspsychologie. Grundlagen der Psychologie, Band 21* (2. überarbeitete und erweiterte Neuauflage). Kohlhammer.

Floyd, D. L., Prentice-Dunn, S., & Rogers, R. W. (2000). A meta-analysis of research on protection motivation theory. *Journal of Applied Social Psychology, 30*(2), 407–429.

Gollwitzer, P. M., & Sheeran, P. (2006). Implementation intentions and goal achievement: A meta-analysis of effects and processes. *Advances in Experimental Social Psychology, 38*, 69–119.

Harrison, J. A., Mullen, P. D., & Green, L. W. (1992). A meta-analysis of studies of the health belief model with adults. *Health Education Research, 7*, 107–116.

Hattar, A., Pal, S., & Hagger, M. S. (2016). Predicting physical activity-related outcomes in overweight and obese adults: A health action process approach. *Applied Psychology: Health and Well-Being, 8*(1), 127–151.

Heckhausen, H. (1977). Achievement motivation and its constructs: A cognitive model. *Motivation and Emotion, 1*(4), 283–329.

Heckhausen, J., & Heckhausen, H. (2018). *Motivation und Handeln* (5. Aufl.). Springer.

Jose, R., Narendran, M., Bindu, A., Beevi, N., Manju, L., & Benny, P. V. (2021). Public perception and preparedness for the pandemic COVID 19: A health belief model approach. *Clinical Epidemiology and Global Health, 9*, 41–46.

Joveini, H., Rohban, A., Eftekhar Ardebili, H., Dehdari, T., Maheri, M., & Hashemian, M. (2020). The effects of an education program on hookah smoking cessation in university students: An application of the health action process approach (HAPA). *Journal of Substance Use, 25*(1), 62–69.

Kim, J., Yang, K., Min, J., & White, B. (2022). Hope, fear, and consumer behavioral change amid COVID-19: Application of protection motivation theory. *International Journal of Consumer Studies, 46*(2), 558–574.

Krebs, P., Norcross, J. C., Nicholson, J. M., & Prochaska, J. O. (2018). Stages of change and psychotherapy outcomes: A review and meta-analysis. *Journal of Clinical Psychology, 74*(11), 1964–1979.

Lampert, T., & Kuntz, B. (2019). Auswirkungen von Armut auf den Gesundheitszustand und das Gesundheitsverhalten von Kindern und Jugendlichen. *Bundesgesundheitsblatt – Gesundheitsforschung – Gesundheitsschutz, 62*(10), 1263–1274.

Noecker, G. (2015). *Gesundheitskommunikation und Kampagnen. Leitbegriffe der Gesundheitsförderung und Prävention: Glossar zu Konzepten, Strategien und Methoden*. Bundeszentrale für gesundheitliche Aufklärung. https://doi.org/10.17623/BZGA:224-I056-1.0. Zugegriffen am 07.10.2022.

Norman, P., Boer, H., Seydel, E. R., & Mullan, B. (2015). Protection motivation theory. In M. Conner & P. Norman (Hrsg.), *Predicting health behaviour* (3. Aufl., S. 70–106). McGraw-Hill.

Literatur

Ort, A. (2019). Furchtappelle in der Gesundheitskommunikation. In C. Rossmann & M. R. Hastall (Hrsg.), *Handbuch der Gesundheitskommunikation: Kommunikationswissenschaftliche Perspektiven* (S. 435–446). Springer Fachmedien.

Prochaska, J. O. & DiClemente, C. C. (1983). Stages and processes of self-change of smoking: Toward an integrative model of change. *Journal of Consulting and Clinical Psychology*, 51, 390–395.

Prochaska, J. O., & DiClemente, C. C. (2005). The transtheoretical approach. In J. C. Norcross & M. R. Goldfried (Hrsg.), *Handbook of psychotherapy integration* (S. 147–171). Oxford University Press.

Prochaska, J. O., Velicer, W. F., DiClemente, C. C., & Fava, J. (1988). Measuring processes of change: Applications to the cessation of smoking. *Journal of Consulting and Clinical Psychology*, 56, 520–528.

Robert Koch-Institut (RKI) (2021). *COVID-19 Impfquoten-Monitoring in Deutschland (COVIMO)*, Report 7. https://www.rki.de/DE/Content/InfAZ/N/Neuartiges_Coronavirus/Projekte_RKI/COVIMO_Reports/covimo_studie_bericht_7.pdf. Zugegriffen am 08.10.2022.

Rogers R. W. (1983). Cognitive and physiological processes in fear appeals and attitude change: A revised theory of protection motivation. In: J. Cacioppo, & R. Petty (Hrsg.), *Social psychophysiology* (S. 153–177). : Guilford Press.

Rosen, C. S. (2000). Is the sequencing of change processes by stage consistent across health problems? A meta-analysis. *Health Psychology, 19*, 593–604.

Rosenstock, I. M. (1966). Why people use health services. *Milbank Memorial Fund Quarterly, 44*, 94.

Schopenhauer, A. (1851/1986). Aphorismen zur Lebensweisheit. In A. Schopenhauer, Sämtliche Werke (Bd. 4, S. 373-592). Suhrkamp.

Schwarzer, R. (1992). Self-efficacy in the adoption and maintenance of health behaviors: Theoretical approaches and a new model. In R. Schwarzer (Hrsg.), *Self-efficacy: Thought control of action* (S. 217–242). : Hemisphere.

Sheeran, P. (2002). Intention-behavior relations: A Conceptual and empirical review. *European Review of Social Psychology, 12*(1), 1–36.

Sheeran, P., & Webb, T. L. (2016). The intention–behavior gap. *Social and Personality Psychology Compass, 10*(9), 503–518.

Sniehotta, F. F., & Schwarzer, R. (2003). Modellierung der Gesundheitsverhaltensänderung. In M. Jerusalem, & H. Weber (Hrsg.), *Psychologische Gesundheitsförderung: Diagnostik und Prävention* (S. 677–694). : Hogrefe.

Sutton, S. (2001). Back to the drawing board? A review of applications of the transtheoretical model to substance use. *Addiction, 96*(1), 175–186.

Sutton, S. (2008). How does the health action process approach (HAPA) Bridge the intention-behavior gap? An examination of the model's causal structure. *Applied Psychology, 57*(1), 66–74.

Sutton, S. (2015). Stage theories of health behaviour. In M. Conner & P. Norman (Hrsg.), *Predicting health behaviour* (3. Aufl., S. 223–275). McGraw-Hill.

Velicer, W. F., & Prochaska, J. O. (2008). Stage and non-stage theories of behavior and behavior change: A comment on Schwarzer. *Applied Psychology, 57*(1), 75–83.

Velicer, W. F., Prochaska, J. O., Fava, J. L., Norman, G. J., & Redding, C. A. (1998). Smoking cessation and stress management: Applications of the transtheoretical model of behavior change. *Homeostasis in Health and Disease, 38*, 216–233.

Weinstein, N. D., & Sandman, P. M. (1992). A model of the precaution adoption process: Evidence from home radon testing. *Health Psychology, 11*(3), 170–180.

Williams, G. C., Grow, V. M., Freedman, Z. R., Ryan, R. M., & Deci, E. L. (1996). Motivational predictors of weight loss and weight-loss maintenance. *Journal of Personality and Social Psychology, 70*, 115–126.

Wu, W., Hu, L., Chen, Y., Cao, F., Ding, S., Wu, T., & Xu, J. (2022). Effectiveness of an online application of the health action process approach (HAPA) theory on oral hygiene intervention in young adults with fixed orthodontic appliances: A randomized controlled trial. *BMC oral Health, 22*(1), 192.

Zhang, C.-Q., Zhang, R., Schwarzer, R., & Hagger, M. S. (2019). A meta-analysis of the health action process approach. *Health Psychology, 38*, 623–637.

Prävention und Gesundheitsförderung

Inhaltsverzeichnis

6.1	Risikofaktoren und Schutzfaktoren – 104	

6.2 Arten der Prävention – 107
6.2.1 Primäre, sekundäre und tertiäre Prävention – 107
6.2.2 Verhaltens- und Verhältnisprävention – 108
6.2.3 Zielgruppenspezifische Prävention – 110
6.2.4 Wirkebenen der Prävention – 110

6.3 Gesundheitsförderung – 110
6.3.1 Empowerment – 112
6.3.2 Gesundheitskompetenz – 113

6.4 Gesundheitskommunikation – 115

Literatur – 119

© Der/die Autor(en), exklusiv lizenziert an Springer-Verlag GmbH, DE, ein Teil von Springer Nature 2023
P. M. Bak, *Gesundheitspsychologie*, Angewandte Psychologie Kompakt,
https://doi.org/10.1007/978-3-662-67181-8_6

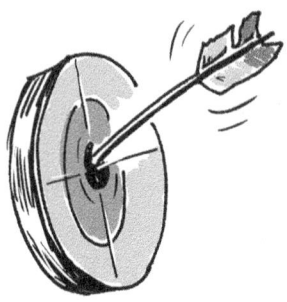

Lernziele

- Dimensionen gesundheitlicher Risiko- und Schutzfaktoren kennen
- Zwischen primärer, sekundärer und tertiärer Prävention unterscheiden und Beispiele dafür geben können
- Den Unterschied zwischen Verhaltens- und Verhältnisprävention kennen und erläutern können
- Beispiele für zielgruppenspezifische Präventionen geben können
- Die Wirkebenen von Prävention kennen
- Den Unterschied zwischen Prävention und Gesundheitsförderung erläutern können
- Den Begriff des Empowerments beschreiben können
- Wissen, was Gesundheitskompetenz bedeutet
- Die Ebenen und das Ziel von Gesundheitskommunikation kennen

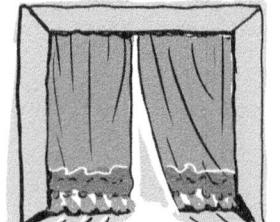

Einführung

Mit Prävention bzw. Vorsorge, Vorbeugen oder Prophylaxe werden gemeinhin Interventionsansätze beschrieben, deren Ziel es ist, das Auftreten von Krankheiten und deren Folgen zu vermeiden (Hurrelmann et al., 2014). Demgegenüber geht es bei der Gesundheitsförderung um Maßnahmen, die auf „eine Stärkung der gesundheitlichen Entfaltungsmöglichkeiten" (ebd., S. 13) abzielen. Gemeinsames Ziel von Prävention und Gesundheitsförderung sind der individuelle und kollektive Gesundheitsgewinn. Ausgangspunkt von Präventionsmaßnahmen ist die Identifikation von Risikofaktoren. Im Gegensatz dazu geht es bei Maßnahmen zur Gesundheitsförderung zunächst darum, Schutzfaktoren zu identifizieren (Hurrelmann et al., 2014).

6.1 Risikofaktoren und Schutzfaktoren

Der Grundgedanke hinter der Ermittlung von Risikofaktoren bzw. Schutzfaktoren ist einfach: Kennen wir die Voraussetzungen und Gründe für eine Krankheit (Pathogenese) bzw. den Krankheitsverlauf, dann können entsprechende Interventionen auf den Weg gebracht werden, um den Krankheitseintritt zu verhindern bzw. die Krankheitsfolgen entsprechend zu verringern (Franke, 2012). Kennen wir protektive Faktoren, dann können wir versuchen, diese herzustellen, zu fördern bzw. zu bewahren. Dabei stellt sich die Frage, welche Risikofaktoren bzw. Schutzfaktoren sich allgemein benennen lassen. Faltermaier (2017) beschreibt sechs verschiedene Risiko-/Schutzfaktoren und mögliche Interventionsansätze:

Personal-körperliche Faktoren: Risiken, die sich etwa durch biologisch-genetische Faktoren ergeben, kann man durch Früherkennung oder Impfungen begegnen; gleichzeitig kann man durch Steigerung der körperlichen Fitness und des Körperbewusstseins einen positiven Beitrag zur Gesundheit leisten.

Personal-psychische Faktoren: Risiken, die sich etwa durch Risikoverhalten oder Einstellungen ergeben, können durch entsprechende Verhaltensinterventionen bzw. auf Ebene der Einstellungsänderung minimiert werden; der Aufbau von Gesundheitskompetenzen und gesundheitsorientiertem Verhalten kann gleichzeitig die Gesundheit stärken.

Soziale Faktoren: Risiken ergeben sich auch durch soziale Isolation, Ausgrenzung und allgemein soziale Konflikte, z. B. in der Schule oder dem Arbeitsalltag. Diese gilt es zu erkennen und zu beseitigen; der Aufbau von sozialer Unterstützung und Integration sowie der Aufbau befriedigender Sozialbeziehungen tragen umgekehrt zur Gesundheit bei.

Lebenswelt: Risiken können durch belastende Arbeitsverhältnisse (prekäre Arbeit) und Familienstrukturen (Überforderung) entstehen. Befriedigende Arbeits- und Familienwelten sowie freizeitlicher Ausgleich sind dagegen gesundheitsfördernde Ressourcen.

Gesellschaftliche Verhältnisse: Armut, Diskriminierung, Rassismus, geringe Bildung sind allesamt Risikofaktoren, die es zu verringern gilt. Gesellschaftliche Anerkennung, Integration und ökonomische Sicherheit sind dagegen protektive Faktoren, die es auszubauen gilt.

Umweltfaktoren: Äußere Bedingungen wie Luft- oder Wasserverschmutzung oder Schadstoffe in Nahrungsmitteln stellen Risikofaktoren dar; befriedigende Naturerlebnisse, eine gesunde und erholsame Natur sind dagegen Schutzfaktoren.

Auf allen Ebenen lassen sich zum einen Vorsorgemaßnahmen ergreifen, zum anderen Maßnahmen zum Erhalt oder zur Herstellung von Gesundheit. Betrachten wir zunächst den präventiven Aspekt genauer.

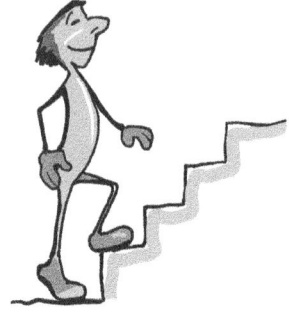

Suchterkrankungen – CAGE – Selbsttest zum schädlichen Alkoholkonsum

Suchterkrankungen sind aufgrund ihrer hohen Prävalenzrate ein sehr bedeutsamer Bereich von Präventionsmaßnahmen. Nach Angaben aus dem Drogen- und Suchtbericht (2019) rauchen 27 % der Männer und 21 % der Frauen in Deutschland. Rund 18 % der Männer und 14 % der Frauen weisen einen riskanten Alkoholkonsum auf. Damit ist bei Männern ein Konsum von mehr als 24 g reinen Alkohols pro Tag (entspricht etwa 0,6 L Bier), bei Frauen die Hälfte gemeint. Daneben stellen Medikamentenabhängigkeit und Drogensucht relevante Gesundheitsrisiken dar. Über 40 % der jungen Erwachsenen im Alter zwischen 18 und 25 haben bereits Cannabis konsumiert. Das Risiko für eine Abhängigkeit ist hoch. Es wird geschätzt, dass etwa neun Prozent aller Cannabiskonsumierenden eine Abhängigkeit entwickeln. Beginnt der Cannabiskonsum in der Adoleszenz, steigt das Risiko auf 17 %. Die Zahl der drogenbedingten Todesfälle lag im Jahr 2018 bei 1276 Menschen. Neben diesen substanzgebundenen Süchten müssen auch die nicht substanzgebundenen Süchte berücksichtigt werden. So geht der Drogen- und Suchtbericht (2019) davon aus, dass 5,8 % der 12–17-Jährigen eine Computerspiel- oder Internetabhängigkeit haben; 2,6 % der Altersgruppe hat eine *social media disorder* (van den Eijnden et al., 2016).

Blicken wir noch etwas genauer auf den Alkoholkonsum. Wann gilt man eigentlich als alkoholabhängig? Nach der ICD-10 gibt es folgende Indizien dafür: ein gesteigertes, beinahe unbezwingbares Verlangen nach Alkohol (*craving*), eine verminderte Kontrollfähigkeit (man kann weder den Beginn, noch das Ende oder die Menge kontrollieren), eine zunehmende Toleranzentwicklung (man verträgt immer größere Mengen), Entzugssymptome, Verhaltenseinengungen (man organisiert den Tagesablauf so, dass Konsum möglich ist; sorgt für ausreichend Vorräte) und Konsum trotz schädlicher Folgen (es gibt bereits körperliche, psychische oder soziale negative Auswirkungen). Werden mindestens drei dieser Merkmale festgestellt, dann liegt eine Alkoholabhängigkeit vor.

Ein häufig eingesetztes Screening-Verfahren zur schnellen Erfassung des schädlichen Alkoholkonsums sind die CAGE-Fragen (Dhalla & Kopec, 2007):

Cut down drinking

Haben Sie jemals daran gedacht, weniger zu trinken?   ja/nein

> *Annoyance*
>
> Haben Sie sich schon einmal darüber geärgert, dass Sie von anderen wegen Ihres Alkoholkonsums kritisiert wurden?   ja/nein
>
> *Guilty*
>
> Haben Sie sich jemals wegen Ihres Trinkens schuldig gefühlt?   ja/nein
>
> *Eye opener*
>
> Haben Sie jemals morgens als erstes Alkohol getrunken, um sich nervlich zu stabilisieren oder einen Kater loszuwerden?   ja/nein
>
> Auswertung: Wird eine dieser Fragen mit „Ja" beantwortet, dann besteht ein Verdacht auf ein Alkoholproblem. Wird mehr Fragen zugestimmt, dann liegt vermutlich ein schädlicher Alkoholkonsum oder gar eine Alkoholabhängigkeit vor. Dies müsste dann allerdings noch entsprechend differenzialdiagnostisch abgeklärt werden.

6.2 Arten der Prävention

Maßnahmen der Prävention lassen sich nach unterschiedlichen Gesichtspunkten klassifizieren (siehe dazu Leppin, 2004; Franzkowiak, 2008; Hurrelmann & Laaser, 2006), z. B. nach dem Zeitpunkt der Intervention (vor, während oder nach der Krankheit), nach der Zielgruppe (alle vs. einzelne) und nach dem Ziel (Verhalten oder Kontext).

6.2.1 Primäre, sekundäre und tertiäre Prävention

Die primäre Prävention richtet sich an gesunde Menschen und soll Krankheiten durch das Verringern oder Beseitigen von Erkrankungsrisiken verhindern. Beispiele sind Maßnahmen wie die Grippeschutzimpfung oder die Reduzierung des Zuckergehalts in Lebensmitteln. Die Maßnahmen werden unspezifisch auf die gesamte Population angewandt. Die sekundäre Prävention zielt dagegen auf die Früherkennung von Krankheiten mit dem Ziel, den Ausbruch zu verhindern bzw. rechtzeitig eingreifen zu können. Maßnahmen zum Gesundheitsscreening oder zu Aufklärungskampagnen etwa zur Darmkrebsfrüherkennung sind Beispiele dafür. Die tertiäre Prävention richtet sich dagegen an bereits erkrankte Personen mit dem Ziel, eine Verschlechterung des Gesundheitszustandes oder andere negative Krankheitsfolgen zu vermeiden. Dazu gehören dann auch Rehabilitationsmaßnahmen und Folgebehandlungen wie z. B. Kuraufenthalte oder Ernährungsberatung.

6.2.2 Verhaltens- und Verhältnisprävention

Psychoedukation

Präventionsmaßnahmen können aber auch danach unterschieden werden, ob sie sich auf das Verhalten eines Einzelnen beziehen (Verhaltensprävention) oder auf die Umstände, in dem das Verhalten stattfindet (Verhältnisprävention; Leppin, 2004). Bei der Verhaltensprävention stehen die Vermittlung von Wissen, Veränderung von Einstellungen und die Vermittlung von Handlungskompetenzen im Fokus (Psychoedukation), mit dem Ziel, Verhaltensänderungen zu bewirken und damit Krankheitsrisiken zu senken. Beispiele dafür sind Maßnahmen für mehr Bewegung, gesunde Ernährung, weniger Alkohol, aber auch Maßnahmen zum Umgang mit Stress (Entspannungsverfahren). Die Wirkung solcher Maßnahmen ist jedoch häufig unbefriedigend, was weniger an der relativ einfach zu bewerkstelligenden Wissensvermittlung oder Bewusstseinsveränderung liegt, als vielmehr an der Schwierigkeit, dieses Wissen auch dauerhaft in die Tat umzusetzen (Perrez & Gebert, 1994). Wir sind diesem Problem bereits bei der Diskussion der Modelle zum gesundheitsorientierten Verhalten begegnet (▶ Kap. 5).

Sozioedukation

Die Verhältnisprävention richtet sich dagegen auf die Verringerung oder Beseitigung von Gesundheitsrisiken im Lebens- und Arbeitsumfeld von Menschen. Dazu gehören zum einen strukturelle, gesetzgeberische Maßnahmen (Rauchverbot in Gaststätten) ebenso wie Maßnahmen des betrieblichen Gesundheitsmanagements (▶ Kap. 7) oder Maßnahmen, die auf Veränderungen auf gesellschaftlich-kultureller Ebene abzielen (Sozioedukation), z. B. normative Erwartungen an Geschlechterrollen oder Altersnormen.

6.2 · Arten der Prävention

Zehn Regeln für gesunde Ernährung

Unsere Ernährung nimmt maßgeblich Einfluss auf unsere Gesundheit. Gesundes Essen ist die Grundlage unseres körperlichen und psychischen Wohlergehens. Es trägt zu Wachstum, Leistungsfähigkeit und Widerstandsfähigkeit bei. Gesunde Ernährung ist allerdings keine Selbstverständlichkeit. Im Gegenteil, unsere Lebens- und Konsumgewohnheiten sind häufig alles andere als gesund. Vor diesem Hintergrund und der Häufigkeit von Übergewicht und ernährungsbedingten Krankheiten (Allergien, Diabetes Typ 2, Magen-Darm-Erkrankungen), hat die Deutsche Gesellschaft für Ernährung e.V. 10 Regeln für eine vollwertige Ernährung entwickelt. Eine vollwertige Ernährung bedeutet eine ausreichende und bedarfsorientierte Flüssigkeits- und Energiezufuhr. Außerdem liefert eine vollwertige Ernährung ausreichend Vitamine, Mineralstoffe und Ballaststoffe. Die 10 Regeln lauten:

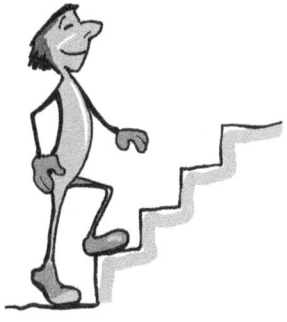

1. Lebensmittelvielfalt genießen und abwechslungsreich (und vor allem pflanzliche Lebensmittel) essen
2. Am Tag mindestens 5 Portionen Gemüse und Obst zu sich nehmen
3. Vollkornprodukte z. B. bei Brot, Nudeln und Reis bevorzugen
4. Die Lebensmittelauswahl mit tierischen Produkten ergänzen (v. a. Milch, Milchprodukte, Fisch, wenig Fleisch)
5. Gesundheitsfördernde (pflanzliche) Fette verwenden und „versteckte" Fette in Wurst, Süßwaren, Fertigprodukte vermeiden
6. Zucker und Salz möglichst vermeiden
7. Am besten reichlich (rund 1,5 L) Wasser trinken und auf zuckerhaltige Getränke verzichten
8. Auf schonende Zubereitung der Lebensmittel achten (wenig Wasser und wenig Fett verwenden, darauf achten, Lebensmittel beim Braten oder Kochen nicht zu verbrennen)
9. Achtsam essen und genießen, d. h. nicht zwischen Tür und Angel essen, sondern sich Zeit für die Mahlzeiten nehmen
10. Auf das Gewicht achten und in Bewegung bleiben

An welche Regeln halten Sie sich?

Ausführlich nachlesen können Sie die Regeln hier
▶ https://www.dge.de/fileadmin/public/doc/fm/10-Regeln-der-DGE.pdf.

6.2.3 Zielgruppenspezifische Prävention

Universelle, selektive und indizierte Prävention

Ein weiteres Ordnungskriterium für präventive Maßnahmen ist die Unterscheidung nach den Adressaten (z. B. Hurrelmann & Laaser, 2006). Wird die gesamte Bevölkerung (oder große Teile) angesprochen, dann spricht man von universeller Prävention. Darunter fallen dann Maßnahmen, die für alle nützlich und relevant sein könnten, wie z. B. Impfempfehlungen, Aufklärung über Drogen und Alkohol, oder schulische Maßnahmen zur Sexualaufklärung. Selektive Prävention richtet sich demgegenüber an eine klar umrissene Zielgruppe, die sich etwa durch ein erhöhtes (Krankheits-)Risiko auszeichnet. Beispiele hierfür sind Mammografie-Untersuchungen für Frauen mit erhöhtem Risiko, Grippeschutzimpfungen oder COVID-19-Booster-Impfungen für ältere Menschen oder spezielle Aufklärungskampagnen bei sexuell hochaktiven Jugendlichen. Schließlich zielt die indizierte Prävention auf Personen oder Gruppen mit erwiesen erhöhtem Risiko bzw. bereits vorhandenen Störungen. Beispiele wären hier sexualpädagogische Programme für HIV-infizierte Jugendliche oder Diätprogramme bei Stoffwechselstörungen.

6.2.4 Wirkebenen der Prävention

Präventionsmaßnahmen können sich auf unterschiedliche Wirkbereiche beziehen. Sie können beispielsweise darauf abzielen, Individuen Wissen über Risiken zu vermitteln, auf Einstellungsänderungen und damit einhergehend auf die Motivation zum entsprechenden Schutzverhalten ausgerichtet sein, auf die Vermittlung sozialer Normen fokussieren, sich auf Intentionsbildungsprozesse beziehen oder auf die tatsächliche Einübung von Verhaltensweisen abzielen (Jerusalem, 2002). Präventionsmaßnahmen können aber auch danach systematisiert werden, ob sie sich auf personaler (auf das Individuum bezogen; Informationsvermittlung; Training und Beratung), organisationaler (Maßnahmen in Arbeitsstätten) oder gesellschaftlicher Ebene (Gemeinde, Staat; Gesetze, Verbote, Sanktionen) abspielen (vgl. dazu auch Leppin, 2004).

6.3 Gesundheitsförderung

Der Prävention mit dem Ziel der Krankheits- bzw. Störungsvermeidung wird häufig die Gesundheitsförderung gegenübergestellt, deren Ziel es ist, den Gesundheitszustand zu verbessern und Gesundheitsressourcen (Schutzfaktoren) zu

6.3 · Gesundheitsförderung

stärken. Die getrennte Darstellung von Prävention einerseits und Gesundheitsförderung andererseits darf allerdings nicht so verstanden werden, als wären Prävention und Gesundheitsförderung zwei isolierte Tätigkeitsbereiche. Vielmehr gehören beide zum Gesamtpaket „Gesundheit/Krankheit", nur mit jeweils anderem Fokus. Eine umfassende Definition von Gesundheitsförderung findet sich beispielsweise in der bereits erwähnten Ottawa-Charta (WHO, 1986; ▶ Kap. 2):

> „Gesundheitsförderung zielt auf einen Prozess, allen Menschen ein höheres Maß an Selbstbestimmung über ihre Gesundheit zu ermöglichen und sie damit zur Stärkung ihrer Gesundheit zu befähigen. Um ein umfassendes körperliches, seelisches und soziales Wohlbefinden zu erlangen, ist es notwendig, dass sowohl einzelne als auch Gruppen ihre Bedürfnisse befriedigen, ihre Wünsche und Hoffnungen wahrnehmen und verwirklichen sowie ihre Umwelt meistern bzw. verändern können. In diesem Sinne ist die Gesundheit als ein wesentlicher Bestandteil des alltäglichen Lebens zu verstehen und nicht als vorrangiges Lebensziel. Gesundheit steht für ein positives Konzept, das in gleicher Weise die Bedeutung sozialer und individueller Ressourcen für die Gesundheit betont wie die körperlichen Fähigkeiten. Die Verantwortung für Gesundheitsförderung liegt deshalb nicht nur bei dem Gesundheitssektor, sondern bei allen Politikbereichen und zielt über die Entwicklung gesünderer Lebensweisen hinaus auf die Förderung von umfassendem Wohlbefinden hin".

Weiter gibt die Charta Handlungsfelder vor, auf denen sich Gesundheitsförderung abspielt:

— Die Politik soll sich auf eine gesundheitsfördernde Gesamtpolitik verpflichten, die sich auch darum bemühen muss, gesundheitliche Unterschiede innerhalb und zwischen Gesellschaften abzuschaffen.
— Das Gemeinwesen soll gesundheitsförderliche Lebenswelten schaffen, d. h. ungesunden Umwelt- und Lebensbedingungen oder ungesunden Ernährungsweisen entgegenwirken.
— Auf institutioneller Ebene sollen Gesundheitsdienste besser zusammenwirken, sich interdisziplinär ausrichten und mit der Bevölkerung zusammenarbeiten.
— Auf sozialer und individueller Ebene wiederum geht es darum, Menschen, ihre Familien und Freunde gesund zu erhalten und sie dabei entsprechend zu unterstützen.

Gesundheitspolitik

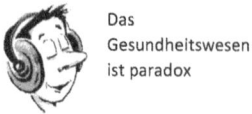
Das Gesundheitswesen ist paradox

Konkret bedeutet das beispielsweise, dass auf politischer Ebene Entscheidungen getroffen werden, die sozialen Ungleichheiten, Bildungsungleichheiten, materiellen Ungleichheiten sowie Diskriminierung und Rassismus entgegenwirken sollen. Krankenkassen und andere Gesundheitsorganisationen sollten den Zugang zu Informationen, gesundheitsförderlichen und präventiven Programmen ermöglichen. Es müssen in ganz unterschiedlichen Settings, wie z. B. Schule, Kindergarten, Betrieben, Hochschulen, entsprechend gesundheitsförderliche Lebenswelten geschaffen werden. Und auch wir selbst sollten durch entsprechende Verhaltensweisen (Ernährung, Bewegung) in eigenverantwortlicher Weise zu unserer Gesundheit beitragen.

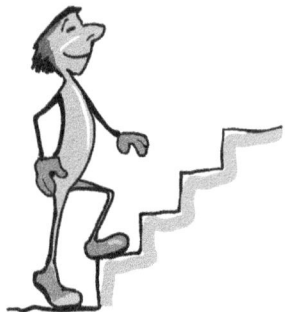

> **Blick in die Praxis: Gesundheitsförderung in Kita und Schule**
> Kindertagesstätten und Schulen sind zwei Settings von besonderer Bedeutung im Hinblick auf gesundheitsfördernde Maßnahmen. Zum einen können in einer frühen Entwicklungsphase gesundheitsförderliche Erlebnis- und Verhaltensweisen noch eher und nachhaltiger beeinflusst werden als später, zum anderen können sozial/materiell benachteiligte Kinder frühzeitig unterstützt werden und damit einer Gesundheitsungerechtigkeit (vgl. ▶ Abschn. 3.6) entgegengewirkt werden. Als Ziele der Gesundheitsförderung in Kitas lassen sich beispielsweise eine gesunde Ernährung, Förderung von Bewegung, Stressbewältigung sowie sozial-emotionale Kompetenzen und Resilienz nennen (GKV-Spitzenverband, 2021). In der Schule kommen dann neben der entsprechenden Gestaltung von Lern und Arbeitsstätten noch weitere Maßnahmen hinzu, etwa die Stärkung des gesundheitsbezogenen Verantwortungsbewusstseins und des gesundheitsförderlichen Umgangs miteinander (Kontrollfähigkeit, Konfliktlösung) oder das Einwirken auf einen maßvollen Umgang mit elektronischen Medien (ebd.).

6.3.1 Empowerment

Machtlosigkeit ist Risikofaktor

Diese eben genannten Handlungsfelder lassen sich auch unter dem Stichwort der „Selbstermächtigung", des Empowerments (z. B. Wallerstein, 2002; Huth, 2019; Popay et al., 2021), zusammenfassen, also als Maßnahmen, die in einem ganzheitlichen Sinne darauf abzielen, die Autonomie und Selbstbestimmung von Menschen und Gemeinschaften zu erhöhen und gleichzeitig Ungleichheiten zu überwinden. Hintergrund des Begriffs Empowerment ist die Feststellung, dass Machtlosigkeit einen sehr bedeutsamen gesundheitlichen Risikofaktor darstellt, da sie mit Armut, Diskriminierung, Gefahren am Arbeitsplatz und Einkommensunterschieden einhergeht (Wallerstein, 2002; Gutwald, 2021). An der Stelle wird deutlich, dass Gesundheitsförderung weit über die medizinisch-psychologische Dimensionen hinaus ein zentrales Thema politischen und gesellschaftlichen Handelns darstellt (vgl. dazu auch Clark et al., 2019). Eine Folge des Empowerments wäre auch mehr Gesundheitskompetenz.

6.3.2 Gesundheitskompetenz

Mit Gesundheitskompetenz (*health literacy*; Simonds, 1974) kann nach Sørensen et al. (2012, S. 3) das Wissen, die Motivation und Fähigkeit von Menschen bezeichnet werden, relevante Gesundheitsinformationen zu finden, zu verstehen, zu beurteilen und anzuwenden und in ihrem Alltag zur Krankheitsbewältigung, Krankheitsprävention und Gesundheitsförderung Urteile fällen und Entscheidungen treffen zu können, die ihre Lebensqualität während des gesamten Lebensverlaufs erhalten oder verbessern.

Aktuelle Zahlen zur Gesundheitskompetenz in Deutschland im Zeitvergleich der Jahre 2014 und 2020 (Hurrelmann et al., 2022), bei denen neben der allgemeinen Gesundheitskompetenz auch die Kompetenzen in den Bereichen Krankheitsbewältigung, Prävention und Gesundheitsförderung separat betrachtet wurden, lassen sich wie folgt zusammenfassen:

- Eine Mehrheit von 64,2 % weist im Jahr 2020 eine geringe Gesundheitskompetenz auf (im Jahr 2014 waren es 54,3 %).
- Die Gesundheitskompetenz hat sich im Zeitvergleich in allen Dimensionen verschlechtert.
- Dies gilt insbesondere für Personen aus sozioökonomisch benachteiligten Bevölkerungsgruppen.

Die Autoren kommen zu dem Schluss: „Gesundheitskompetenz ist somit im Jahr 2020 noch stärker als im Jahr 2014 eine Frage des sozialen und finanziellen Status geworden". Vor allem zeigt sich, dass die Beurteilung von Informationen vielen Menschen immer schwerer fällt. Vertrauenswürdigkeit und Zuverlässigkeit scheinen gerade auch durch die Zunahme an digitaler Information immer schwieriger zu erreichen sein. Darüber hinaus zeigt sich, dass Gesundheitsinformationen insbesondere von Menschen verstanden und genutzt werden, die ohnehin schon über Gesundheitskompetenz verfügen. Informationskampagnen z. B. in

Wissenskluft

Massenmedien führen nicht unbedingt zu einem insgesamt besseren Wissensstand der Bevölkerung, sondern eher dazu, dass sich Wissensunterschiede („Wissenskluft") z. B. zwischen bildungsnahen und -fernen Bevölkerungsschichten eher noch vergrößern (z. B. Ettema et al., 1983; Weenig & Midden, 1997).

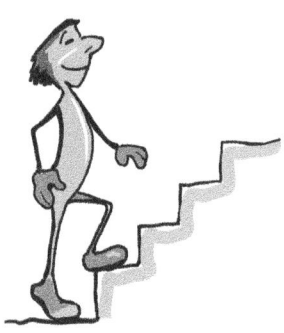

Gesundheitskompetenz – Selbsttest

Zur Erfassung der Gesundheitskompetenz steht mittlerweile ein in vielen Sprachen erhältlicher Fragebogen zur Verfügung, der *European Health Literacy Survey Questionnaire* (HLS-EU-Q), den es in einer Langversion mit 47 Items und einer Kurzversion mit 16 Items gibt (Jordan & Hoebel, 2015). Testen Sie doch einmal Ihre eigene Gesundheitskompetenz und beantworten Sie die folgenden Fragen:

Auf einer Skala mit den Antwortmöglichkeiten sehr einfach, ziemlich einfach, ziemlich schwierig, sehr schwierig, wie einfach ist es Ihrer Meinung nach …

1. … Informationen über Therapien für Krankheiten, die Sie betreffen, zu finden?
2. … herauszufinden, wo Sie professionelle Hilfe erhalten, wenn Sie krank sind?
3. … zu verstehen, was Ihr Arzt Ihnen sagt?
4. … die Anweisungen Ihres Arztes oder Apothekers zur Einnahme der verschriebenen Medikamente zu verstehen?
5. … zu beurteilen, wann Sie eine zweite Meinung von einem anderen Arzt einholen sollten?
6. … mit Hilfe der Informationen, die Ihnen der Arzt gibt, Entscheidungen bezüglich Ihrer Krankheit zu treffen?
7. … den Anweisungen Ihres Arztes oder Apothekers zu folgen?
8. … Informationen über Unterstützungsmöglichkeiten bei psychischen Problemen wie Stress oder Depressionen zu finden?
9. … die Gesundheitswarnungen zu Verhaltensweisen wie Rauchen, wenig Bewegung oder übermäßiges Trinken zu verstehen?
10. … zu verstehen, warum Sie Vorsorgeuntersuchungen brauchen?
11. … zu beurteilen, ob die Informationen über Gesundheitsrisiken in den Medien vertrauenswürdig sind?
12. … aufgrund von Informationen aus den Medien zu entscheiden, wie Sie sich vor Krankheiten schützen können?
13. … Informationen über Verhaltensweisen zu finden, die gut für Ihr psychisches Wohlbefinden sind?
14. … Gesundheitsratschläge von Familienmitgliedern oder Freunden zu verstehen?

> 15. ... Informationen in den Medien darüber, wie Sie Ihre Gesundheit verbessern können, zu verstehen?
> 16. ... zu beurteilen, welches Alltagsverhalten mit Ihrer Gesundheit zusammenhängt?
>
> Auswertungsanleitung: Die Antworten werden zunächst binarisiert, d. h. die beiden äußeren Antwortkategorien (1 = sehr einfach/ziemlich einfach) und (0 = ziemlich schwierig/sehr schwierig) werden zusammengefasst. Anschließend wird ein allgemeiner Kompetenzscore als Summe über die 16 Items gebildet. Summenwerte zwischen 13 und 16 gelten als ausreichend, Werte zwischen 9 und 12 als problematisch und Werte zwischen 1 und 8 als inadäquat. Wie steht es also um Ihre Gesundheitskompetenz?

6.4 Gesundheitskommunikation

Geht es beim Thema Gesundheitskompetenz auf Nachfrageseite um den Umgang mit gesundheitsbezogenen Informationen, geht es bei der Gesundheitskommunikation um die Angebotsseite, also die Frage, unter welchen Voraussetzungen es am ehesten gelingen kann, Menschen über gesundheitsrelevante Themen aufzuklären, zu informieren und sie zu einer Verhaltensänderung zu veranlassen (ausführlich dazu siehe Rossmann & Hastall, 2019). Auch die Einschätzung der Risikowahrnehmung wird adressiert. Wer kein Risiko wahrnimmt oder es unterschätzt, wird sich kaum zu einem risikovermeidenden Verhalten bringen lassen. Dabei beeinflussen viele Faktoren die individuelle Risikoeinschätzung, z. B. Schadenswahrscheinlichkeit, Betroffenheit, Verantwortlichkeit oder Kontrollierbarkeit, wobei alle diese Dimensionen verzerrt und fehlerhaft sein können (Jungermann & Slovic, 1993).

Es lassen sich nun ganz unterschiedliche kommunikative Sender von gesundheitsbezogener Information (Ärzte und Ärztinnen; Krankenhäuser, Krankenkassen) bzw. Ebenen von gesundheitsrelevanter Information unterscheiden (Signitzer, 2001). Auf intrapersonaler Ebene werden Prozesse innerhalb des Empfängers betrachtet. Auf interpersonaler Ebene geht es um den Informationsaustausch zwischen Personen (beispielsweise Freunde, Familienmitglieder oder auch medizinisches Personal). Auf einer organisationalen Ebene wird die institutionelle Kommunikation (Krankenkassen, Krankenhäuser) betrachtet und auf einer medialen Ebene wird die massenmediale Verbreitung von Gesundheitsinformationen ana-

Ärzte und Ärztinnen sind glaubwürdig

lysiert. Konkret geht es beispielsweise darum, die Arzt-Patienten-Kommunikation oder die Kommunikation von Kliniken zu verbessern, sicherzustellen, dass Forschungsergebnisse einem breiten Publikum zugänglich gemacht werden oder institutionelle Kommunikationsmaßnahmen (Aufklärungskampagnen, Warnhinweise etc.) wirksam zu gestalten. Interessant ist in diesem Zusammenhang, dass viele Informationsquellen mit Ausnahme von Ärzten und Ärztinnen als nicht besonders glaubwürdig angesehen werden (Baumann et al., 2020).

Furchtappelle

Prinzipiell bedient man sich bei der Gesundheitskommunikation der Erkenntnisse aus der Persuasionsforschung und Kommunikationsforschung, wie sie etwa auch im Zusammenhang mit werblicher Kommunikation zum Einsatz kommen (vgl. dazu z. B. Bak, 2019; Felser, 2015). Häufig wird dabei auch auf Furcht als emotionales Kommunikationsmittel zurückgegriffen (Ort, 2019), z. B. bei entsprechend bebilderten Warnhinweisen auf Zigarettenpackungen oder Warntafeln entlang der Autobahnen (◘ Abb. 6.1). Die Wirkung solcher Furchtappelle ist jedoch uneindeutig. Furcht kann zwar die Risikowahrnehmung als eine Voraussetzung von gesundheitsbezogenem Verhalten erhöhen. Wichtig ist jedoch, und das haben wir bereits in ▶ Kap. 5 gesehen, dass nicht nur auf ein etwaiges Risiko hingewiesen wird, sondern dass auch entsprechende Handlungsweisen und -kompetenzen vermittelt werden, wie denn mit der Bedrohung umzugehen ist. Andernfalls können Furchtappelle zu maladaptiven Verhaltensweisen führen, also Immunisierungs- und Abwehrstrategien wie z. B. dem Nichtbeachten bzw. dem Abwenden der Bedrohung (Ort, 2019).

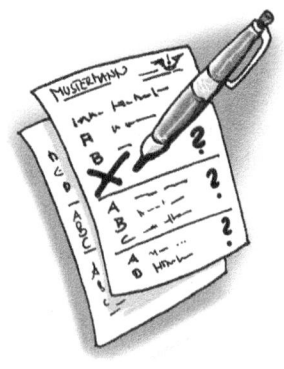

? Prüfungsfragen

1. Beschreiben Sie die sechs verschiedenen Dimensionen von Risiko- bzw. Schutzfaktoren und geben Sie jeweils ein Beispiel dafür.
2. Was versteht man unter primärer, sekundärer und tertiärer Prävention? Geben Sie jeweils ein Beispiel dafür.
3. Erläutern Sie den Unterschied zwischen Verhaltens- und Verhältnisprävention.
4. Präventionsmaßnahmen können auf personaler, organisationaler oder gesellschaftlicher Ebene stattfinden. Geben Sie jeweils ein Beispiel dafür.
5. Was verbirgt sich hinter den Begriffen universelle, selektive und indizierte Prävention?

6.4 · Gesundheitskommunikation

6. Erläutern Sie, was man sich unter Gesundheitsförderung vorstellen kann und worin sich die Gesundheitsförderung von der Prävention unterscheidet.
7. Was versteht man unter Empowerment und warum ist das eine bedeutsame gesundheitsorientierte Maßnahme?
8. Was versteht man unter Gesundheitskompetenz und wo liegen hier Probleme im Hinblick auf mögliche Verhaltensänderungen?
9. Was ist das Ziel von Gesundheitskommunikation und wer kommuniziert da mit wem?

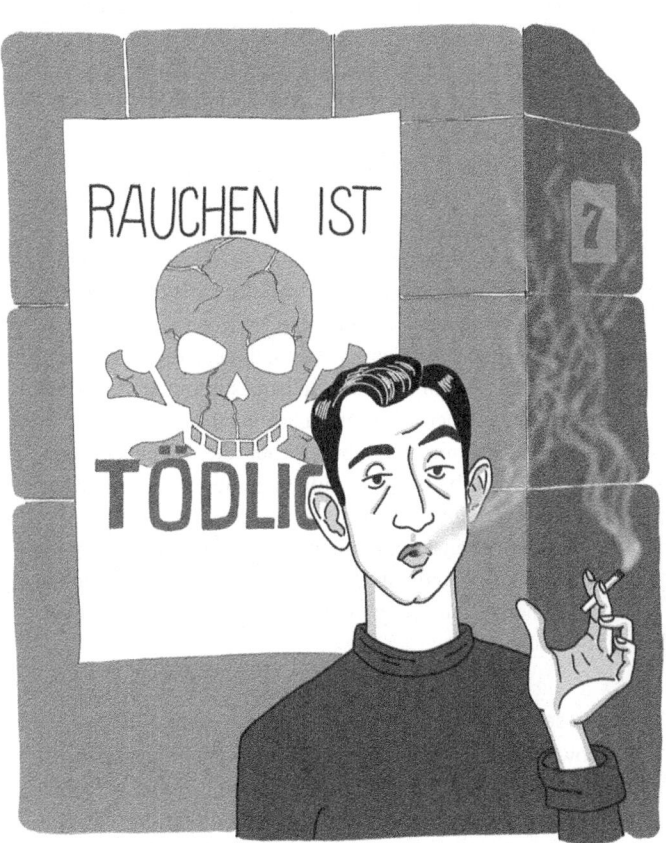

◘ **Abb. 6.1** Rauchen gefährdet Ihre Gesundheit! (© Katharyna Naegler)

Zusammenfassung
- Bei der Prävention geht es um Krankheitsvermeidung, bei der Gesundheitsförderung um die Stärkung der gesundheitlichen Entfaltungsmöglichkeiten.
- Es lassen sich sechs verschiedene Dimensionen von Risiko- bzw. Schutzfaktoren unterscheiden: personal-körperliche Faktoren, personal-psychische Faktoren, soziale Faktoren, die Lebenswelt, gesellschaftliche Verhältnisse und Umweltfaktoren.
- Die primäre Prävention richtet sich an gesunde Menschen, die sekundäre Prävention meint die Krankheitsfrüherkennung, die tertiäre Prävention richtet sich an erkrankte Personen.
- Die Verhältnisprävention möchte die Umstände von Verhalten ändern, die Verhaltensprävention das (Risiko-)Verhalten an und für sich.
- Präventionsmaßnahmen können sich an unterschiedliche Zielgruppen richten, an alle, an eine Auswahl oder an einzelne Personen(-gruppen).
- Gesundheitsförderung kann auf verschiedenen Handlungsebenen stattfinden, auf gesellschaftlich-politischer Ebene bis hinunter zur individuellen Ebene.
- Empowerment bezeichnet Maßnahmen, die darauf abzielen, die Autonomie und Selbstbestimmung von Menschen und Gemeinschaften zu erhöhen.
- Gesundheitskompetenz bezeichnet die Fähigkeit, relevante Gesundheitsinformationen zu finden, zu verstehen, zu beurteilen und anzuwenden.
- Die Gesundheitskommunikation verfolgt das Ziel, Menschen über gesundheitsrelevante Themen aufzuklären, zu informieren und sie zu einer Verhaltensänderung zu veranlassen.

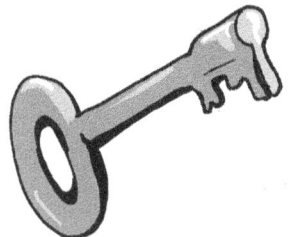

Schlüsselbegriffe

Empowerment, Gesundheitsförderung, Gesundheitskommunikation, Gesundheitskompetenz, indizierte Prävention, primäre Prävention, Psychoedukation, Risikofaktoren, Schutzfaktoren, sekundäre Prävention, selektive Prävention, Soziedukation, tertiäre Prävention, universelle Prävention, Verhältnisprävention, Verhaltensprävention

Literatur

Bak, P. M. (2019). *Werbe- und Konsumentenspychologie* (2. Aufl.). Schäffer-Poeschl.

Baumann, E., Czerwinski, F., Rosset, M., Seelig, M., & Suhr, R. (2020). Wie informieren sich die Menschen in Deutschland zum Thema Gesundheit? Erkenntnisse aus der ersten Welle von HINTS Germany. *Bundesgesundheitsblatt – Gesundheitsforschung – Gesundheitsschutz, 63*(9), 1151–1160.

Clark, D. A., Biggeri, M., & Frediani, A. A. (Hrsg.). (2019). *The capability approach, empowerment and participation.* Palgrave Macmillan.

Dhalla, S., & Kopec, J. A. (2007). The CAGE questionnaire for alcohol misuse: A review of reliability and validity studies. *Clinical and Investigative Medicine, 30*(1), 33–41.

Bundesdrogenbeauftragter (2019). d Drogen- und Suchtbericht es Drogenbeauftragten der Bundesregierung beim Bundesministerium für Gesundheit, online verfügbar unter https://www.bundesdrogenbeauftragter.de/assets/Service/DSB_2019_mj_barr.pdf. Zugegriffen am 12.11.2022.

van den Eijnden, R. J. J. M., Lemmens, J. S., & Valkenburg, P. M. (2016). The social media disorder scale. *Computers in Human Behavior, 61*, 478–487.

Ettema, J. S., Brown, J. W., & Luepker, R. V. (1983). Knowledge gap effects in a health information campaign. *Public Opinion Quarterly, 47*(4), 516–527.

Faltermaier, T. (2017). *Gesundheitspsychologie. Grundlagen der Psychologie, Band 21* (2. überarbeitete und erweiterte Neuauflage. Aufl.). Kohlhammer.

Felser, G. (2015). *Werbe- und Konsumentenpsychologie* (4. Aufl.). Springer.

Franke, A. (2012). *Modelle von Gesundheit und Krankheit* (3., überarb. Aufl.). Bern.

Franzkowiak, P. (2008). Prävention im Gesundheitswesen. In G. Hensen & P. Hensen (Hrsg.), *Gesundheitswesen und Sozialstaat: Gesundheitsförderung zwischen Anspruch und Wirklichkeit* (S. 195–219). VS Verlag für Sozialwissenschaften.

GKV-Spitzenverband (2021). Leitfaden Prävention – Handlungsfelder und Kriterien nach § 20 Abs. 2 SGB V, online verfügbar unter https://www.gkv-spitzenverband.de/media/dokumente/krankenversicherung_1/praevention__selbsthilfe__beratung/praevention/praevention_leitfaden/2021_Leitfaden_Pravention_komplett_P210177_barrierefrei3.pdf. Zugegriffen am 09.11.2022.

Gutwald, R. (2021). Empowerment und Armut. In G. Schweiger & C. Sedmak (Hrsg.), *Handbuch Philosophie und Armut* (S. 270–275). J.B. Metzler.

Hurrelmann, K., & Laaser, U. (2006). Gesundheitsförderung und Krankheitsprävention. In K. Hurrelmann, U. Laaser, & O. Razum (Hrsg.), *Handbuch Gesundheitswissenschaften* (4., vollst. überarb. Aufl., S. 749–780). Juventa.

Hurrelmann, K., Klotz, T., & Haisch, J. (2014). *Lehrbuch Prävention und Gesundheitsförderung.* Hogrefe.

Hurrelmann, K., Klinger, J., & Schaeffer, D. (2022). Gesundheitskompetenz der Bevölkerung in Deutschland im Zeitvergleich der Jahre 2014 und 2020. *Das Gesundheitswesen.* Onlineveröffentlichung https://www.thieme-connect.com/products/ejournals/abstract/10.1055/a-1709-1011. Zugegriffen am 22.10.2022.

Huth, M. (2019). Empowerment, soziale Bewegungen und das Recht auf Gesundheit. Blickwechsel von der Autonomie zur Partizipation. In L. Bergemann & A. Frewer (Hrsg.), *Autonomie und Vulnerabilität in der Medizin. Menschenrechte – Ethik – Empowerment* (S. 39–72). Transcript.

Jerusalem, M. (2002). Präventionsprogramme. In R. Schwarzer, M. Jerusalem, & H. Weber (Hrsg.), *Gesundheitspsychologie von A–Z* (S. 400–403). : Hogrefe.

Jordan, S., & Hoebel, J. (2015). Gesundheitskompetenz von Erwachsenen in Deutschland. *Bundesgesundheitsblatt – Gesundheitsforschung – Gesundheitsschutz, 58*(9), 942–950.

Jungermann, H., & Slovic, P. (1993). Charakteristika individueller Risikowahrnehmung. In W. Krohne & G. Grücken (Hrsg.), *Riskante Technologien. Reflexion und Regulation. Einführung in die sozialwissenschaftliche Risikoforschung* (S. 79–100). Suhrkamp.

Leppin, A. (2004). Konzepte und Strategien der Krankheitsprävention. In K. Hurrelmann, T. Klotz, & J. Haisch (Hrsg.): *Lehrbuch Prävention und Gesundheitsförderung* (S. 31–51). : Huber.

Ort, A. (2019). Furchtappelle in der Gesundheitskommunikation. In C. Rossmann & M. R. Hastall (Hrsg*.): Handbuch der Gesundheitskommunikation. Kommunikationswissenschaftliche Perspektiven* (S. 435–446). : Springer VS.

Perrez, M. & Gebert, S. (1994). Veränderung gesundheitsbezogenen Risikoverhaltens: Primäre und sekundäre Prävention. In P. Schwenkmezger, & L. R. Schmid (Hrsg.): *Lehrbuch der Gesundheitspsychologie* (S. 169–187). : Enke.

Popay, J., Whitehead, M., Ponsford, R., Egan, M., & Mead, R. (2021). Power, control, communities and health inequalities I: Theories, concepts and analytical frameworks. *Health Promotion International, 36*(5), 1253–1263.

Rossmann, C., & Hastall, M. R. (2019). *Handbuch der Gesundheitskommunikation. Kommunikationswissenschaftliche Perspektiven.* Springer VS.

Signitzer, B. (2001). Ansätze und Forschungsfelder der Health Communication. In K. Hurrelmann & A. Leppin (Hrsg.), *Moderne Gesundheitskommunikation* (S. 22–35). Huber.

Simonds, S. C. (1974). Health education as social policy. *Health Education Monograph, 2,* 1–25.

Sørensen, K., Van den Broucke, S., Fullam, J., Doyle, G., Pelikan, J., Slonska, Z., Brand, H., & Consortium Health Literacy Project European (HLS-EU) (2012). Health literacy and public health: A systematic review and integration of definitions and models. *BMC Public Health, 12*(1), 80.

Wallerstein, N. (2002). Empowerment to reduce health disparities. *Scandinavian Journal of Public Health, 30*(59_suppl), 72–77.

Weenig, M. W. H., & Midden, C. J. H. (1997). Mass-media information campaigns and knowledge-gap effects. *Journal of Applied Social Psychology, 27*(11), 945–958.

WHO (World Health Organization) (1986). Ottawa charter for health promotion. International Conference on Health Promotion, the move towards a new public health, Ottawa, Canada. Online verfügbar unter https://www.euro.who.int/__data/assets/pdf_file/0006/129534/Ottawa_Charter_G.pdf. Zugegriffen am 07.10.2022.

Betriebliche Gesundheitsförderung

Inhaltsverzeichnis

7.1 Ebenen der betrieblichen Gesundheitsförderung – 124

7.2 Psychische Belastungen am Arbeitsplatz – 125

7.3 Arbeitsbezogene Ressourcen – 125

7.4 Arbeitspsychologische Stressmodelle – 126
7.4.1 Person-Umwelt-Fit – 126
7.4.2 Anstrengungs-Erholungs-Modell – 126
7.4.3 Berufliche Gratifikationskrisen – 127
7.4.4 Anforderungs-Kontroll-Modell – 127
7.4.5 Das Tätigkeits-Anforderungs-Ressourcen-Modell – 128

7.5 Schritte zur Umsetzung betrieblicher Gesundheitsförderung – 128

Literatur – 130

© Der/die Autor(en), exklusiv lizenziert an Springer-Verlag GmbH, DE, ein Teil von Springer Nature 2023
P. M. Bak, *Gesundheitspsychologie*, Angewandte Psychologie Kompakt,
https://doi.org/10.1007/978-3-662-67181-8_7

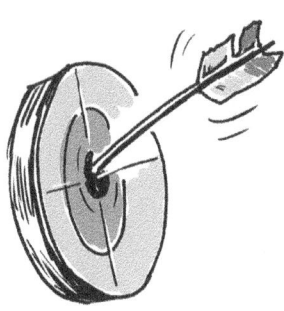

Lernziele

- Die Bedeutung und den Begriff betriebliche Gesundheitsförderung erklären können
- Die Ziele der betrieblichen Gesundheitsförderung benennen können
- Die Ebenen der betriebliche Gesundheitsförderung kennen
- Psychische Belastungen am Arbeitspatz kennen und beschreiben können
- Arbeitsbezogene Ressourcen kennen und beschreiben können
- Arbeitsbezogene Stressmodelle kennen und beschreiben können

Einführung

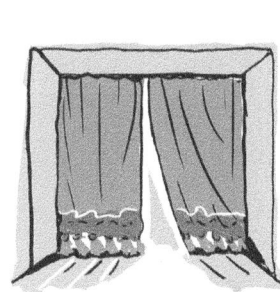

Haben wir uns dem Thema Gesundheit und Krankheit bisher weitgehend konzeptuell-theoretisch genähert, wollen wir uns nun einen besonderen Anwendungskontext der Gesundheitspsychologie zuwenden, der Gesundheitsförderung im Betrieb (ausführlich dazu siehe z. B. Bamberg et al., 2011). Dies ist deswegen ein so bedeutsamer Bereich, weil es zahlreiche empirische Befunde dafür gibt, dass die Arbeitswelt mit ihrer spezifischen Umwelt, den Interaktionen und Rollen erheblichen Einfluss auf die Gesundheit der dort arbeitenden Menschen hat. Hohe Krankenstandsmeldungen und damit verbundene Kosten haben zudem auch das Interesse von Unternehmen an dem Thema Gesundheit wachsen lassen. Darüber hinaus tragen gute, der Gesundheit nicht abträgliche Arbeitsbedingungen erheblich zu Zufriedenheit und Motivation der beschäftigten Personen bei. Relevanz erhält das Thema auch deswegen, weil sich Ansprüche und Bedürfnisse der Arbeitnehmer und Arbeitnehmerinnen verändert haben. Neue Arbeitszeitmodelle und veränderte Wertvorstellungen haben zu tiefgreifenden Veränderungen in der Arbeitswelt geführt. Auch hat sich die Arbeit selbst verändert. Produktions- und körperliche Arbeit werden weniger, der Anteil an Büroarbeitsplätzen steigt stetig an. Im Jahr 2020 lag die Quote der Bürobeschäftigten bei 36,7 % (Hammermann & Voigtländer, 2020). Dies hat auch Auswirkungen auf die Frage nach dem „gesunden Arbeitsplatz". Heute stehen weniger körperliche Belastungen und deren Reduktion im Fokus des Interesses als vielmehr psychische Belastungen bzw. die Frage, wie man negativen Konsequenzen einer vornehmlich sitzenden Tätigkeit entgegenwirken kann.

Keine Frage, Arbeit kann krank machen (Siegrist, 2015; Nixon et al., 2011). Stress, Überforderung, Umwelteinflüsse, Konflikte mit Kollegen und Kolleginnen oder der Führungskraft – es gibt zahlreiche Risikofaktoren im Zusammenhang mit dem Arbeitsplatz. Bemerkenswert ist in diesem Zusammenhang auch, dass die Zahl der Arbeitsunfähigkeitstage in den letzten Jahren stetig zugenommen hat. Nach Angaben der Techniker Krankenkasse (2020) lag diese im Jahr 2019 bei 15,4 Tagen. Die meisten Krankheitsfehltage fallen dabei auf Diagnosen von psychischen Störungen. An der Arbeitszeit an sich kann das weniger liegen, ist diese doch seit Jahren eher rückläufig. Ohne auf die Diskussion darüber eingehen zu wollen, ob die gestiegenen Prävalenzen psychischer Störungen nun auf eine erhöhte Behandlungsbereitschaft oder eine tatsächliche Krankheitszunahme zurückzuführen sind, stellt sich die Frage, wie wir Arbeits- und Lebenskontexte so gestalten können, dass sie zum einen nicht krank machen und zum anderen unsere Gesundheit nicht nur nicht gefährden, sondern ihr sogar zuträglich sind. Denn Arbeit an und für sich kann auch befriedigend und sinngebend sein, uns mit Erfolgserlebnissen und Anerkennung versorgen, also wichtige Facetten seelischer Gesundheit darstellen.

Lewin hat schon vor 100 Jahren von den „zwei Gesichtern" der Arbeit gesprochen und darauf hingewiesen, dass Arbeit unentbehrlich ist, „weil das Leben ohne Arbeit hohl und halb ist" (Lewin, 1920, S. 21).

Zwei Gesichter der Arbeit

Unternehmen haben die Bedeutung von Gesundheitsförderung längst erkannt. In einer Befragung aus dem Jahr 2018 geben immerhin 47 % der Erwerbstätigen an, dass in ihrem Betrieb in den vergangenen beiden Jahren Maßnahmen zur betrieblichen Gesundheitsförderung durchgeführt wurden, 25 % haben an einem Angebot zur betrieblichen Gesundheitsförderung teilgenommen.

Für die Gesundheitspsychologie und im Speziellen die betriebliche Gesundheitsförderung stellt sich vor diesem Hintergrund die Frage, wie es durch arbeitspsychologische Interventionen gelingen kann, auch innerhalb des organisationalen Kontextes zur Gesundheitsförderung und Krankheitsvermeidung beitragen zu können, und zwar in einem Maße und einer Weise, die über die zahlreichen bereits vorhandenen Gesetze und Verordnungen (z. B. dem Arbeitsschutzgesetz, dem Arbeitszeitgesetz, der Arbeitsstättenverordnung oder der Bildschirmarbeitsplatzverordnung) hinausgeht. Wie bedeutsam das Thema betriebliche Gesundheitsförderung ist, lässt sich auch an der Luxemburger Deklaration ablesen, die das Europäische Netzwerk für Betriebliche Gesundheitsförderung (ENWHP), ein Zusammenschluss europäischer Organisationen des Arbeits- und Gesundheitsschutzes und der öffentli-

Europäisches Netzwerk für Betriebliche Gesundheitsförderung chen Gesundheit aus allen Unionsstaaten, der Schweiz und der Staaten des Europäischen Wirtschaftsraums, schon vor über 20 Jahren verabschiedet hat. Darin heißt es (Luxemburger Deklaration zur Betrieblichen Gesundheitsförderung, 2007):

> „Betriebliche Gesundheitsförderung (BGF) umfasst alle gemeinsamen Maßnahmen von Arbeitgebern, Arbeitnehmern und Gesellschaft zur Verbesserung von Gesundheit und Wohlbefinden am Arbeitsplatz. Dies kann durch eine Verknüpfung folgender Ansätze erreicht werden:
> - Verbesserung der Arbeitsorganisation und der Arbeitsbedingungen
> - Förderung einer aktiven Mitarbeiterbeteiligung
> - Stärkung persönlicher Kompetenzen."

Daraus ergeben sich verschiedene Handlungsfelder, zum einen auf Ebene der organisationalen Verhältnisse, zum anderen auf der individuellen Ebene.

7.1 Ebenen der betrieblichen Gesundheitsförderung

Maßnahmen der betrieblichen Gesundheitsförderung können zum einen auf organisatorischer Ebene stattfinden. Darunter sind dann Maßnahmen zu verstehen, die die Unternehmensziele, die Unternehmensphilosophie, die Unternehmenskultur und Führungsgrundsätze betreffen. Auf der Ebene der Arbeitsbedingungen sind dagegen Maßnahmen gemeint, die sich auf die Ablauf- und Aufbauorganisation beziehen und konkrete Arbeitsbedingungen in den Fokus nehmen. Konkretes Ziel dieser Maßnahmen ist es, die Verhältnisse, unter denen das Arbeiten stattfindet, unter die gesundheitliche Lupe zu nehmen, krank machende Faktoren zu beseitigen und gesund machende Faktoren zu implementieren. Gesundheitliche Risiken (vgl. dazu Ducki, 2003) bestehen beispielsweise in der Arbeitsumgebung (z. B. Schadstoffe, Lärm, Hitze/Kälte), bei den Arbeitszeiten (z. B. Schichtarbeit, Nachtarbeit, Überstunden), hinsichtlich körperlicher (z. B. ständiges Stehen oder Sitzen, schweres Heben oder einseitige Belastungen) oder psychischer Belastungen (z. B. Überforderung, Zeitdruck, hohe Verantwortung), in Bezug auf soziale Belastungen und Konflikte (z. B. mit Vorgesetzten, Kollegen oder Kunden) sowie in den Rahmenbedingungen der Arbeit (z. B. unsicherer Arbeitsplatz, geringe Entlohnung, starkes Konkurrenzklima). Diese gilt es zu erkennen und wenn möglich zu vermeiden.

7.3 · Arbeitsbezogene Ressourcen

Maßnahmen der betrieblichen Gesundheitsförderung können aber auch auf der Verhaltensebene ansetzen, indem beispielsweise (psychosoziale) Beratungsangebote unterbreitet werden, Trainings (Stressabbau, Vorbereitung auf den Ruhestand, Resilienzaufbau, Entspannung, Selbstmanagement) angeboten werden, Maßnahmen zur Personalentwicklung (Teamentwicklungsmaßnahmen, Führungskräfteentwicklung, Aufbau von Kommunikations- und Konfliktlösekompetenzen) ergriffen oder Möglichkeiten zum Betriebssport eingerichtet werden (Brinkmann, 2014).

Verhältnis- und Verhaltensebene

7.2 Psychische Belastungen am Arbeitsplatz

Auch im Arbeitskontext wirkt sich insbesondere Stress (▶ Kap. 3) negativ auf gesundheitsrelevante Indikatoren aus. Stress ergibt sich hier aufgrund psychischer Beanspruchungen oder „Fehlbelastungen" (Richter et al., 2011, S. 33). Fehlbelastungen können aus Gründen der Arbeitsaufgabe bzw. der Arbeitsorganisation, konkret durch Zeitdruck, fehlende Tätigkeitsspielräume, qualitative und quantitative Überforderungen, permanente Konzentrationserfordernisse, Rollenunklarheiten und Rollenkonflikte, unklare Ziele und Zielwidersprüche, Arbeitsunterbrechungen, zu hohe Arbeitskomplexität und Variabilität, Arbeitsplatzunsicherheit oder organisationale Ungerechtigkeit entstehen (Richter et al., 2011, S. 34). Fehlbelastungen können sich aber auch aus der sozialen Situation am Arbeitsplatz ergeben, konkret durch soziale Konflikte mit Vorgesetzten, ungerechtes Verhalten von Vorgesetzten und Kollegen, soziale Isolation und sozialen Ausschluss, Mobbing, Konflikte mit Kunden und Klienten, emotionale Dissonanzen, mangelnde Anerkennung und Statuskränkungen (Richter et al., 2011, S. 34).

Fehlbelastungen

7.3 Arbeitsbezogene Ressourcen

Neben arbeitsbezogenen Risiken gibt es auch arbeitsbezogene Ressourcen. Ressourcen sind als Resilienzfaktoren zu betrachten. Udris et al. (1992) unterscheiden hier organisationale, soziale und personale Ressourcen. Organisationale Ressourcen sind etwa Aufgabenvielfalt, Tätigkeitsspielräume, Qualifikationsnutzung, Lernmöglichkeiten und Partizipationsmöglichkeiten. Soziale Ressourcen sind soziale Netzwerke, Unterstützung durch Vorgesetzte, Kollegen, Lebenspartner und -partnerinnen sowie ein transformationaler Führungsstil, bei dem gegenseitiges Vertrauen, Respekt und Wertschätzung

Organisationale, soziale und personale Ressourcen

eine große Rolle spielen. Schließlich werden unter personale Ressourcen individuelle Merkmale wie Zukunftsorientiertheit, Optimismus, Kohärenzerleben, Selbstwirksamkeit und Selbstwert, internale Kontrollüberzeugungen, flexible Bewältigungsstile, Selbstregulationsfähigkeit und Erholungsfähigkeit zusammengefasst. Im Idealfall sollten im Rahmen betrieblicher Gesundheitsförderung dann nicht nur Risikofaktoren abgestellt, sondern die hier vorgestellten Schutzfaktoren aktiv unterstützt werden.

7.4 Arbeitspsychologische Stressmodelle

Es gibt zahlreiche Modelle, die Gesundheitsbeeinträchtigungen als Folge von beruflichen Belastungen und Stress erklären. Meistens werden Diskrepanzen zwischen externen Anforderungen und internen Kompetenzen als Hauptursache für Stress angegeben.

7.4.1 Person-Umwelt-Fit

Unter- und Überforderung

Die eben genannten „Fehlbelastungen" bzw. Beanspruchungen lassen sich allgemein als Ungleichgewicht zwischen äußeren Anforderungen und eigenen Kompetenzen und Ressourcen verstehen. Genau diese Diskrepanz ist es, die nach dem *person environment fit model* (Edwards et al., 1998) zu psychischen Belastungen führen kann. Diskrepanzen können danach dann entstehen, wenn die Fähigkeiten und Fertigkeiten einer Person nicht mit den Arbeitsanforderungen übereinstimmen (es kommt zu Unter- bzw. Überforderung) oder wenn die Möglichkeiten, die die Arbeit bietet, nicht zu den Wünschen und Bedürfnissen der Person passen. Ferner wird in dem Modell noch zwischen objektiven und subjektiven Person-Umwelt-Übereinstimmungen unterschieden, wobei letztere aus psychologischer Sicht die relevantere ist.

7.4.2 Anstrengungs-Erholungs-Modell

Arbeitsanforderungen und Arbeitspotenzial

Ein anderes arbeitsbezogenes Stressmodell ist das Anstrengungs-Erholungs-Modell (*effort recovery model*, Meijman & Mulder, 1998), in dessen Mittelpunkt ebenfalls eine Diskrepanz, nämlich zwischen äußeren (Arbeitsanforderungen) und personalen Faktoren (Arbeitspotenzial), steht. Weichen Letztere von Ersteren ab, entsteht Überforderung. Diese kann ggfs. kompensiert werden, wenn Handlungsspielräume bestehen, z. B. wenn Termine verschoben werden können. Gelingt das, kann sich die betroffene Person erholen; gelingt es nicht, dann können solchen kurzfristigen Stressoren zu langfristigen Gesundheitsbeeinträchtigungen führen.

7.4.3 Berufliche Gratifikationskrisen

Das Modell der beruflichen Gratifikationskrisen (*effort reward imbalance model*; z. B. Siegrist, 2010, 2016) stellt den Misfit zwischen Einsatz und Belohnung in den Mittelpunkt der Betrachtungen. Die Grundannahme des Modells lautet, dass es für eine Person dann ungünstig ist, wenn sie sich einerseits für die Arbeit in Form von Engagement, Zeit, Wissen etc. einsetzt, andererseits sich aber nicht entsprechend – durch Gehalt, Arbeitsplatzsicherheit, Karrieremöglichkeiten etc. – belohnt fühlt. In dem Fall kommt es zu „Gratifikationskrisen", die zu psychischen Belastungen führen können, darunter Depressionen, Herzerkrankungen oder Alkoholprobleme (Siegrist, 2010, 2016).

Einsatz und Belohnung

7.4.4 Anforderungs-Kontroll-Modell

Im Anforderungs-Kontroll-Modell (*job demand control model*; Karasek, 1979) steht der Zusammenhang von Arbeitsanforderungen, Tätigkeitsspielraum und Gesundheitsrisiko im Mittelpunkt der Betrachtung. Im Modell werden drei einfache Zusammenhänge postuliert:
1. Hohe Arbeitsanforderungen z. B. durch Zeitdruck oder Aufgabenschwierigkeit führen zu Gesundheitsbeeinträchtigungen.
2. Die Erweiterung des Tätigkeitsspielraums führt zu höherer Motivation und Zufriedenheit.
3. Als Gesundheitsrisiko wird die Kombination aus hohen Arbeitsanforderungen bei gleichzeitig geringem Tätigkeitsspielraum angesehen. Die Verbindung von erhöhten Arbeitsanforderungen und breitem Tätigkeitsspielraum führt dagegen nicht zu Gesundheitsbeeinträchtigungen, im Gegenteil kann dies sogar positive Gesundheitseffekte nach sich ziehen.

In einer Modellweiterentwicklung (*job demand control support model*; Johnson & Hall, 1988; Theorell, 1996) wurde dann noch der Faktor soziale Unterstützung mit aufgenommen. Die risikoreichste Kombination besteht demnach bei hohen Arbeitsanforderungen, geringem Tätigkeitsspielraum bei gleichzeitigem Erleben sozialer Isolation.

Arbeitsanforderung und Tätigkeitsspielraum

7.4.5 Das Tätigkeits-Anforderungs-Ressourcen-Modell

Arbeitsbelastungen und Ressourcen

Das Tätigkeits-Anforderungs-Ressourcen-Modell (*job demands resources model*; Bakker & Demerouti, 2007; Schaufeli & Taris, 2014) beachtet nicht nur Risikofaktoren, sondern bezieht auch die Schutzfaktoren mit ein. Unter Arbeitsbelastungen („Job Demands") können die physischen, psychischen, sozialen oder organisationalen Aspekte der Tätigkeit verstanden werden, die Anstrengung erfordern und mit Kosten verbunden sind. Ressourcen („Job Resources") bezeichnen dagegen jene Eigenschaften und Merkmale, die dabei helfen, die gesteckten Arbeitsziele zu erreichen, Arbeitsanforderungen zu reduzieren und persönliche Entwicklung zu fördern. Sie tragen zum Wohlbefinden bei, ihr Verlust führt zu Gesundheitsbeeinträchtigungen. Das Zusammenspiel von Anforderungen und Ressourcen ist demnach kritisch für die Gesundheit, spielt aber auch für die Arbeitsmotivation eine Rolle. Permanente Überbelastungen führen dazu, dass Ressourcen zunehmend aufgebraucht werden, es kommt zu Gesundheitsbelastungen. Ressourcen besitzen jedoch auch motivationale und protektive Wirkung. Sie fördern zum einen das Arbeitsengagement und die Zielerreichung, zum anderen wirken sie sich positiv auf den Zusammenhang von Arbeitsbelastung und Gesundheitsbeeinträchtigungen aus. Das Modell hat sich in vielen Zusammenhängen zur Vorhersage von Gesundheitsproblemen als geeignet erwiesen, z. B. bei Absentismus (Bakker et al., 2003), Depression und Burnout (Bakker et al., 2004; Hakanen et al., 2008; zum Überblick siehe auch Bakker & Demerouti, 2007).

7.5 Schritte zur Umsetzung betrieblicher Gesundheitsförderung

Betriebliche Gesundheitsförderung beschränkt sich nicht auf die Einführung einer einzelnen Maßnahme, sondern orientiert sich an der Idee „Gesunde Menschen in gesunden Unternehmen", d. h. Maßnahmen zur Krankheitsvermeidung und Gesundheitserhaltung müssen zum organisationalen Selbstverständnis dazugehören und fester Bestandteil von betrieblichen Managementprozessen werden (Bundesministerium für Arbeit und Soziales, 2005). Um dies zu gewährleisten, ist die Beteiligung aller Personen (Führungskräfte, Angestellte, Fachkräfte für Arbeitssicherheit, Betriebsärzte und -ärztin-

7.5 · Schritte zur Umsetzung betrieblicher Gesundheitsförderung

nen, Betriebspsychologen und -psychologinnen etc.) im Unternehmen von großer Bedeutung. Brinkmann (2014) beschreibt ein prototypisches Vorgehen bei der Umsetzung von Maßnahmen zur betrieblichen Gesundheitsförderung, welches sich nicht viel von anderen Projekten im Zusammenhang mit Veränderungsprozessen unterscheidet. Initiativ wird in der Regel ein Arbeitskreis gebildet, der sich im Idealfall aus Mitgliedern aller relevanten Anspruchsgruppen zusammensetzt. Dieser Arbeitskreis analysiert in einem ersten Schritt mögliche und faktische Problemfelder in der Organisation. Im nächsten Schritt geht es dann darum, durch Priorisierung jene Problemfelder zu identifizieren, die es im weiteren Verlauf anzugehen gilt. Im dritten Schritt müssen die Problemursachen erkannt und ggfs. Veränderungsideen entwickelt werden. Im nächsten Schritt geht es dann um die Prüfung der faktischen Veränderungs- und Umsetzungsmöglichkeiten. Die beiden letzten Schritte umfassen zum einen die Umsetzung der Maßnahmen und deren Evaluation und ggfs. Anpassung. Die Einrichtung eines Gesundheitszirkels, der sich periodisch berät, kann darüber hinaus dazu dienen, die Situation kontinuierlich zu analysieren und immer wieder Verbesserungsvorschläge zu erarbeiten.

❓ Prüfungsfragen

1. Was ist der Hintergrund für Maßnahmen zur betrieblichen Gesundheitsförderung?
2. Auf welchen Ebenen spielen sich Maßnahmen zur betrieblichen Gesundheitsförderung ab?
3. Wie kann die Gesundheitspsychologie durch arbeitspsychologische Interventionen innerhalb organisationaler Kontexte zur Gesundheitsförderung und Krankheitsvermeidung beitragen?
4. Erläutern Sie beispielhaft psychische Belastungen und arbeitsbezogene Ressourcen.
5. Was sind die Kernaussagen des Person-Umwelt-Fit-Modells, des Anstrengungs-Erholungs-Modells, des Modells der beruflichen Gratifikationen, des Anforderungs-Kontroll-Modells und des Tätigkeits-Anforderungs-Ressourcen-Modells?
6. Wie sieht ein protypischer Projektablauf zur Umsetzung von Maßnahmen zur betrieblichen Gesundheitsförderung aus?

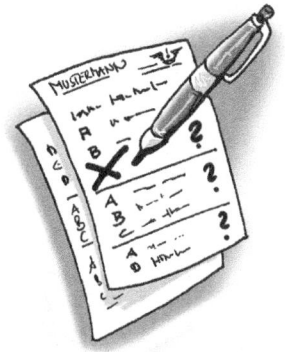

Zusammenfassung

- Arbeit hat zwei Gesichter: Sie kann krank machen oder befriedigend und sinngebend sein.
- Der betrieblichen Gesundheitsförderung geht es um die Verbesserung der Arbeitsorganisation und der Arbeitsbedingungen, der Förderung einer aktiven Mitarbeiterbeteiligung und der Stärkung persönlicher Kompetenzen.
- Maßnahmen der betrieblichen Gesundheitsförderung können auf organisatorischer Ebene stattfinden oder auf der individuellen Verhaltensebene.
- Es kann im Arbeitskontext zu vielen unterschiedlichen Fehlbelastungen kommen, etwa wegen Zeitdruck, Überforderung oder Rollenkonflikten.
- Aufgabenvielfalt, Tätigkeitsspielräume, Qualifikationsnutzung, Lernmöglichkeiten und Partizipationsmöglichkeiten sind dagegen arbeitsbezogene Ressourcen.
- Auch im Arbeitskontext kommt dem Stress eine zentrale Rolle bei der Krankheitsentstehung zu.
- Das Person-Umwelt-Fit-Modell klärt Stress durch ein Ungleichgewicht zwischen äußeren Anforderungen und eigenen Kompetenzen und Ressourcen, das Anstrengungs-Erholungs-Modell durch die Diskrepanz zwischen Arbeitsanforderungen und Arbeitspotenzial, das Modell der beruflichen Gratifikationskrisen als Folge der Diskrepanz zwischen Einsatz und Belohnung und das Anforderungs-Kontroll-Modell als Ungleichgewicht zwischen Arbeitsanforderung und Tätigkeitsspielraum.
- Betriebliche Gesundheitsförderung ist kein punktueller Vorgang, sondern gehört im Idealfall zum organisationalen Selbstverständnis.

Schlüsselbegriffe

Anforderungs-Kontroll-Modell, Anstrengungs-Erholungs-Modell, Arbeitsanforderungen, Arbeitspotenzial, Gesundheitszirkel, Modell der beruflichen Gratifikationskrisen, Person-Umwelt-Fit-Modell, Tätigkeitsspielraum

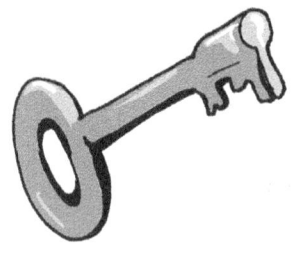

Literatur

Bakker, A. B., & Demerouti, E. (2007). The job demands-resources model: State of the art. *Journal of Managerial Psychology, 22*(3), 309–328.

Bakker, A. B., Demerouti, E., de Boer, E., & Schaufeli, W. B. (2003). Job demands and job resources as predictors of absence duration and frequency. *Journal of Vocational Behavior, 62*(2), 341–356.

Bakker, A. B., Demerouti, E., & Verbeke, W. (2004). Using the job demands-resources model to predict burnout and performance. *Human Resource Management, 43*(1), 83–104.

Literatur

Bamberg, E., Ducki, A., & Metz, A.-M. (2011). *Gesundheitsförderung und Gesundheitsmanagement in der Arbeitswelt: Ein Handbuch.* Hogrefe.

Brinkmann, R. (2014). *Angewandte Gesundheitspsychologie.* Pearson.

Bundesministerium für Arbeit und Soziales. (2005). *Sicherheit und Gesundheit bei der Arbeit 2005. Unfallverhütungsbericht Arbeit.* Bundesministerium für Arbeit und Soziales.

Ducki, A. (2003). Prävention in Betrieben. In M. Jerusalem & H. Weber (Hrsg.), *Psychologische Gesundheitsförderung. Diagnostik und Prävention* (S. 499–514). Hogrefe.

Edwards, J. R., Caplan, R. D., & Van Harrison, R. (1998). Person-environment fit theory: Conceptual foundations, empirical evidence, and directions for future research. In C. L. Cooper (Hrsg.), *Theories of organizational stress* (S. 28–67). Oxford University Press.

Hakanen, J. J., Schaufeli, W. B., & Ahola, K. (2008). The job demands-resources model: A three-year cross-lagged study of burnout, depression, commitment, and work engagement. *Work & Stress, 22*(3), 224–241.

Hammermann, A., & Voigtländer, M. (2020). Bürobeschäftigte in Deutschland. *Vierteljahresschrift zur empirischen Wirtschaftsforschung, 47*(3), 61–78.

Johnson, J. V., & Hall, E. M. (1988). Job strain, work place social support, and cardiovascular disease: A cross-sectional study of a random sample of the Swedish working population. *American Journal of Public Health, 78*(10), 1336–1342.

Karasek, R. A. (1979). Job demands, job decision latitude, and mental strain: Implications for job redesign. *Administrative Science Quarterly, 24*(2), 285–308.

Lewin, K. (1920). Die Sozialisierung des Taylorsystems. Eine grundsätzliche Untersuchung zur Arbeits- und Berufspsychologie. *Schriftenreihe Praktischer Sozialismus*, 4, 3–36.

Luxemburger Deklaration zur Betrieblichen Gesundheitsförderung (2007). Online verfügbar unter https://www.dnbgf.de/fileadmin/downloads/materialien/dateien/2014_Luxemburger_Deklaration_BGF.pdf. Zugegriffen am 27.10.2022.

Meijman, T. F., & Mulder, G. (1998). Psychological aspects of workload. In P. J. D. Drenth, H. Thierry, & C. J. de Wolff (Hrsg.), *Handbook of work and organizational psychology* (Bd. 2, S. 5–33). Psychology Press.

Nixon, A. E., Mazzola, J. J., Bauer, J., Krueger, J. R., & Spector, P. E. (2011). Can work make you sick? A meta-analysis of the relationships between job stressors and physical symptoms. *Work & Stress, 25*(1), 1–22.

Richter, P., Buruck, G., Nebel, C., & Wolf, S. (2011). Arbeit und Gesundheit – Risiken, Ressourcen und Gestaltung. In E. Bamberg, A. Ducki, & A.-M. Metz (Hrsg.), *Gesundheitsförderung und Gesundheitsmanagement in der Arbeitswelt* (S. 25–59). Hogrefe.

Schaufeli, W. B., & Taris, T. W. (2014). A critical review of the job demands-resources model: Implications for improving work and health. In G. F. Bauer & O. Hämmig (Hrsg.), *Bridging occupational, organizational and public health: A transdisciplinary approach* (S. 43–68). Springer.

Siegrist, J. (2010). Effort-reward imbalance at work and cardiovascular diseases. *International Journal of Occupational Medicine and Environmental Health, 23*(3), 279–285.

Siegrist, J. (2015). *Arbeitswelt und stressbedingte Erkrankungen. Forschungsevidenz und präventive Maßnahmen.* Elsevier.

Siegrist, J. (2016). Effort-reward imbalance model. In G. Fink (Hrsg.), *Stress: Concepts, Cognition, Emotion, and Behavior* (S. 81–86). Academic Press.

Techniker Krankenkasse (2020). Gesundheitsreport 2020 – Zeitarbeit: Chance oder Risiko? Arbeitssituation und Gesundheit von Zeitarbeitern, online verfügbar unter https://www.tk.de/resource/blob/2086056/7b2be29d67fd4836da2e48f6362a022e/2020-gesundheitsreport-data.pdf. Zugegriffen am 27.10.2022.

Theorell, T. (1996). Possible mechanisms behind the relationship between the demand-control-support model and disorders of the locomotor system. In S. D. Moon & S. L. Sauter (Hrsg.), *Beyond biomechanics. Psychological aspects of musuloskeletal disorders in office work* (S. 65–73). Taylor & Francis.

Udris, I., Kraft, U., Mussmann, C., & Rimann, M. (1992). Arbeiten, gesund sein und gesund bleiben: Theoretische Überlegungen zu einem Ressourcenkonzept. In I. Udris (Hrsg.), *Arbeit und Gesundheit, Psychosozial* (Bd. 52, S. 9–22). Weinheim.

Epilog: Vom Krankheitsstigma zum Gesundheitsdiktat?

Inhaltsverzeichnis

8.1 Krankheit und Gesundheit als Machtinstrumente? – 134

8.2 Tyrannei des Positiven? – 138

8.3 Wohlbefinden und Gesundheit als Lebenskompetenz? – 141

8.4 Zum Schluss – 142

Literatur – 144

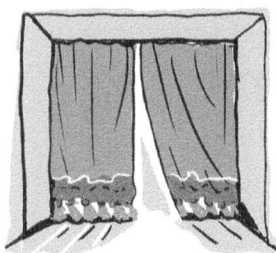

Einführung

Wir haben unsere Einführungsreise in die grundlegenden Fragen, Konzepte und Theorien der Gesundheitspsychologie mit der Beobachtung begonnen, dass Krankheiten und Belastungen allgegenwärtig sind und Gesundheit ein Thema ist, das uns alle angeht. Wir haben festgehalten, dass wir uns ständig auf einem Gesundheits-Krankheits-Kontinuum bewegen und dass das biomedizinische Modell, mit seinem Fokus auf rein körperliche Prozesse, all dies nur unzureichend zu erklären vermag. Vielmehr werden wir der Komplexität des Themas nur gerecht, wenn wir neben den biologischen Faktoren auch personale, soziale und materielle Faktoren mitberücksichtigen. In diesem Zusammenhang haben wir Stress als eine der zentralen Ursachen für Gesundheitsverluste und mit dem transaktionalen Stressmodell einen weithin anerkannten Ansatz zur Erklärung von Stressphänomenen kennengelernt. Weiter haben wir die Rolle von kritischen Lebensereignissen und Persönlichkeitsfaktoren untersucht und festgestellt, dass es vor allem die vielen kleinen alltäglichen Belastungen sind, die sich negativ auf unsere Gesundheit auswirken können. Anschließend haben wir mit der Salutogenese und der Positiven Psychologie zwei Ansätze kennengelernt, die uns eine völlig andere Perspektive auf die Themen Krankheit und Gesundheit bieten: Anstatt allein auf die krank machenden Faktoren zu schauen, bietet der Fokus auf die positiven, gesund machenden Ressourcen nicht nur Vorteile für Strategien und Techniken zur Gesundheitsförderung, die positive Sichtweise führt auch zu mehr Selbstwirksamkeit und versorgt uns damit mit einer der zentralen Gesundheitsfaktoren, die in der Gesundheitspsychologie identifiziert wurden. Das hat sich dann auch in der Betrachtung verschiedener Modelle zum gesundheitsbezogenen Verhalten gezeigt, die wir uns anschließend angesehen haben. Unsere Reise zur Gesundheitspsychologie haben wir schließlich mit der Betrachtung von Präventionskonzepten und einem Anwendungsfall, der betrieblichen Gesundheitsförderung abgeschossen. In diesem letzten Kapitel wollen wir den Blick etwas weiten und uns um eine breite Einordnung der gesundheitspsychologischen Themen bemühen und uns durchaus kritisch mit einigen hier vorgestellten Annahmen auseinandersetzen. Fangen wir mit den allgemeinen Vorstellungen über Gesundheit und Krankheit an.

8.1 Krankheit und Gesundheit als Machtinstrumente?

Krank = schlecht, gesund = gut?

Auf den ersten Blick sind die Begriffe und damit verbundenen Zustände „krank"/„Unwohlsein" und „gesund"/„Wohlbefinden" eindeutig und unmissverständlich, auch hinsichtlich

8.1 · Krankheit und Gesundheit als Machtinstrumente?

unserer Bewertungen. Krankheiten gilt es zu vermeiden, Gesundheit herzustellen. Krank zu sein ist schlecht, gesund zu sein ist gut. Und das meinen wir nicht nur individuell im Sinne einer innerlichen Bewertung, wir meinen das auch als soziale Kategorie, als bedeutsames Unterscheidungskriterium, welches beispielsweise darüber entscheidet, wer an welcher Stelle gesellschaftlich und politisch partizipieren darf und wer nicht. Kranksein schließt uns beispielsweise vom Erwerbsleben aus, Gesundsein nicht. Problematisch an dieser vermeintlichen begrifflichen Eindeutigkeit ist zum einen, dass sich die Bedeutungen der Begriffe Gesundheit und Krankheit im Verlaufe der Zeit immer wieder geändert haben, und damit auch die Kriterien, nach denen Menschen inkludiert oder exkludiert wurden, zum anderen fehlt es dieser Betrachtung an Reflexionen darüber, welche Funktionen Krankheit und Gesundheit sozial wie individuell haben können.

Nach wie vor sind die Kriterien zur objektiven Bestimmung darüber, wann jemand krank oder gesund ist, willkürlich. Denken wir beispielsweise an Diagnosen für psychische Störungen, konkret an die Diagnose Major Depression (▶ Abschn. 2.1), bei der eine Person dann als krank bezeichnet wird, wenn sie über einen Zeitraum von zwei Wochen aus einer Anzahl an vorgegebenen Symptomen fünf aufweist. Warum zwei Wochen und warum fünf Symptome? Das ist im Übrigen alles andere als eine Frage aus dem akademischen Elfenbeinturm, sondern hat gravierende Auswirkungen auf uns als Solidargemeinschaft, nämlich spätestens dann, wenn es um die Frage geht, wer Eingriffe, Behandlungen und Therapien bezahlen soll, „denn mit der Krankenrolle und Krankenstatus sind Rechte und Pflichten verbunden, wie etwa das gerade genannte Recht auf solidarische Unterstützung durch die Gesunden" (Heinz, 2014, S. 7). Bedenkt man dazu noch, dass sich die Definitionen bei (psychischen) Krankheiten immer wieder verschieben, wird das Problem noch deutlicher. Mit welcher Begründung dürfen manche Menschen mehr als andere? Aus welchen Gründen können manche Menschen an „der Gesellschaft" partizipieren, während sich andere behandeln lassen (müssen) und ausgeschlossen werden? Wer entscheidet das mit welcher Begründung? Zudem werden durch den Krankheitsbegriff Machtunterschiede konstituiert. Kranksein geht mit Machtverlust einher. Wer krank ist, der braucht Hilfe. Die Frage nach Krankheit ist zu guter Letzt auch eine Frage der zugeschriebenen Verantwortung, wenn wir beispielsweise bestimmte Handlungen eines Individuums als nicht mehr selbstverantwortlich ansehen, sondern als durch seine Krankheit verursacht. Heinz (2014) bringt in diesem Zusammenhang das Beispiel einer Person, die aufgrund eines Tumorleidens, das wichtige Aufmerksamkeits- und Orientierungsfunktionen außer Kraft setzt, einen Autounfall verursacht, ohne die Chance gehabt zu haben, zu wissen, dass es besser gewesen wäre, kein Auto zu fahren, weil der Tumor gar nicht bekannt war:

> „Der Krankheitsbegriff kann in dem genannten Fall den Schutz des Betroffenen vor strafrechtlicher Verfolgung sichern, die eintreten würde, wenn ein Mensch plötzlich willentlich die Kontrolle über sein Fahrzeug aufgäbe und andere im nachfolgenden Unfall schwer verletzen würde. Auf der anderen Seite kann eine Krankheitsdiagnose aber auch entscheidend dazu beitragen, dass der betroffene Mensch einerseits zwar strafrechtlich entlastet wird, andererseits aber gegen seinen Willen zum Schutz anderer Menschen oder seiner selbst in einer psychiatrischen Klinik untergebracht und behandelt wird." (vgl. Heinz, 2014, S. 8)

Etikettierung

Und was ist mit Personen, die davon überzeugt sind, der Teufel habe seine Hände bei ihnen oder anderen im Spiel, die also nach landläufiger Diagnose an einer Psychose leiden, aber keine Einsicht darin zeigen? Ab wann ist eine Behandlung gegen den Willen der Betroffenen ethisch vertretbar und wann handelt es sich eher um Machtmissbrauch (Szasz 1978)? Die Frage betrifft auch die internationalen Standardwerke zur Krankheitsklassifikation, die ICD (*International Classification of Diseases*) und das DSM (*Diagnostic and Statistical Manual*), die die Kriterien von Kranksein (immer wieder neu) definieren (▶ Abschn. 2.1). Homosexualität wurde beispielsweise bis 1990 als Störung in der ICD-10 geführt. Transsexualität wurde gar erst 2019 aus der Liste der psychischen Erkrankungen aus der ICD-11 gestrichen (Bundespsychotherapeutenkammer, 2019). Am Ende sind Begriffe wie „krank", „gesund", „normal", „reif", „unreif", „wahnsinnig" etc. Etiketten (Szasz, 1978; zum Problem der Etikettierung bei psychologischen Diagnosen siehe z. B. Westmeyer, 2004), die aber für den so bezeichneten und den Bezeichner asymmetrische Auswirkungen haben. Der eine weicht von der Norm ab, der andere erkennt dies und diagnostiziert es. Das mag in vielen Fällen vielleicht gemeinschaftlich akzeptiert sein, in anderen Fällen wird dagegen, und da sei nochmals an die Zwangsbehandlung erinnert, das ganze Ausmaß dieser Etikettierung als Machthandlung deutlich. Am Ende sind „Krankheit" und „Gesundheit" zwei Kategorien, denen wir uns selbst und andere nach veränderlichen Kriterien zuweisen. Sie vereinfachen die Kommunikation, aber wir dürfen daraus nicht den Fehlschluss ableiten, dass damit natürliche Kategorien „entdeckt" worden wären, die Kategorien haben wir vielmehr selbst „geschaffen" (Szasz, 1978). Und wie die *Labe-*

8.1 · Krankheit und Gesundheit als Machtinstrumente?

ling-Forschung zeigt, wirken diese Etikettierungen auch auf unser subjektives Erleben und Verhalten im Sinne einer sich selbst erfüllenden Prophezeiung (Heatherton, 2003; Ho, 2004).

Die Zuschreibung „krank" birgt vor diesem Hintergrund also die Gefahr zur sozialen Stigmatisierung und stellt damit gleichzeitig ein Machtmittel dar, was auch in der häufig im Alltag verwendeten und abwertend gemeinten Äußerung „das ist doch krank" bzw. „der ist doch krank" zum Ausdruck kommt. Erst recht ist die Krankheit stigmatisierend, wenn sie nicht sichtbar ist, wie es etwa bei psychischen Krankheiten oft der Fall ist (von Kardorff, 2011). Je nachdem kann Krankheit aber auch etwas Geheimnisvolles haben und Menschen interessant machen oder beinahe so etwas wie ein Statussymbol sein. Denken wir beispielsweise an die Kur, die ab Mitte des 19. und zu Beginn des 20. Jahrhundert zwar therapeutisches Mittel war, zugleich aber auch ein Statussymbol der gehobenen Gesellschaft darstellte, die sich in den berühmten Kurorten (man könnte hier auch von Machtzentren sprechen) Europas von Baden-Baden über Karlsbad bis Davos „die Klinke in die Hand gab". Krankheiten und damit verbundene Kuraufenthalte werden in zahlreichen Romanen dieser Zeit thematisiert (z. B. in „Tod in Venedig" oder „Der Zauberberg" von Thomas Mann). Heute trauen sich viele Menschen jedoch in vielen Fällen nicht, sich als krank zu „outen", aus Angst vor negativen sozialen Sanktionen, mit gravierenden gesundheitlichen Folgen (Angermeyer, 2003; Schomerus, 2009). Krank ist die Person, die sich nicht in die Norm fügt, dafür womöglich noch selbst die Verantwortung trägt und die deswegen behandelt werden muss, um wieder „passend" gemacht zu werden. Ganz ähnlich hat das schon der Heidelberger Arzt Heinrich Huebschmann im Jahr 1956 gesehen, als er schrieb:

Krankheit und Macht

> „Die moderne Industriegesellschaft hat ein Gesundheitsideal aufgestellt, welches im Menschen nicht das Ziel, sondern nur ein Mittel sieht, durch welches andere Zwecke erreicht werden sollen, und man verlangt vom Arzt, daß auch er die Krankheit auf diesem Hintergrund sieht und die Therapie durch diese Zwecke bestimmt sein läßt. Der Mensch soll als verwendbar, brauchbar, tauglich für etwas betrachtet werden, für die Arbeit in einem Betrieb, für den Militärdienst, für die Erzeugung von Nachkommen." (Huebschman, 1956, S. 313 f)

Was Huebschmann hier über den Arzt sagt, lässt sich auch auf die psychologische Arbeit übertragen – eine Kritik, mit der sich dann beispielsweise auch die Organisationspsychologie konfrontiert sieht (Bal, 2020). Es ist nicht weit hergeholt, wenn man der Organisationspsychologie eine gewisse Ambivalenz unterstellt. Zum einen beschäftigt man sich damit, unter welchen Bedingungen sich Menschen in Organisationen gut fühlen, sich sinnhaft erleben, ihr Potenzial realisieren können und gesund bleiben. Auf der anderen Seite werden diese Erkenntnisse für mehr Produktivität und Profitoptimierung instrumentalisiert. Menschliches Wohl ist hier nur Mittel zum Zweck. In diesen Zusammenhang passt auch, was Martin Seligman in seinem Beitrag „Building Resilience" für das Harvard Business Review im Jahr 2011 schreibt, in dem er die Vorzüge seines auf Grundlage der PERMA-Dimensionen entwickelten Trainingsprogramms (*master resilience training*, MRT) für die US Army beschreibt. Soldaten und Soldatinnen sind außergewöhnlichen Stresssituationen ausgesetzt, viele davon leiden unter posttraumatischen Belastungsstörungen. Seligman ist der Überzeugung, durch sein Trainingsprogramm eine bessere Armee zu schaffen („We believe that MRT will build a better army") und die Anzahl an Soldaten und Soldatinnen zu senken, die Schwierigkeiten haben, und sie stattdessen wachsen zu lassen. Er berichtet:

> "In November 2008, when the legendary General George W. Casey, Jr., the army chief of staff and former commander of the multinational force in Iraq, asked me what positive psychology had to say about soldiers' problems, I offered a simple answer: How human beings react to extreme adversity is normally distributed. On one end are the people who fall apart into PTSD, depression, and even suicide. In the middle are most people, who at first react with symptoms of depression and anxiety but within a month or so are, by physical and psychological measures, back where they were before the trauma. That is resilience. On the other end are people who show posttraumatic growth. They, too, first experience depression and anxiety, often exhibiting full-blown PTSD, but within a year they are better off than they were before the trauma. These are the people of whom Friedrich Nietzsche said, 'That which does not kill us makes us stronger'."

Angesichts solcher Vorstellungen muss sich auch die Gesundheitspsychologie mit der Frage auseinandersetzen, inwieweit sie sich einem „Gesundheitsdiktat" beugt, mit dem Ziel, Menschen als verwendbares „Humankapital" zu erhalten, trotz oder gegen alle nachvollziehbaren schädlichen Einflüsse.

8.2 Tyrannei des Positiven?

Glücksindustrie

Genau so problematisch wie die Krankheitsorientierung ist die Gesundheitsorientierung, wie wir sie im Zusammenhang mit der Salutogenese, der Positiven Psychologie und allgemein der Glücksforschung kennengelernt haben und die das Glück,

8.2 · Tyrannei des Positiven?

das Wohlbefinden und das „gute Leben" in den Vordergrund ihrer Überlegungen rückt. Insbesondere die Vertreter der Positiven Psychologie und an erster Stelle Seligman legen ein umfassendes und für die akademische Psychologie ungewöhnlich anspruchsvolles Projekt vor, dass sich weit über die rein psychologische Forschung und Praxis, wie wir sie gewohnt sind, hinausbewegt und nicht nur Bedingungen für Wohlbefinden und psychische Gesundheit untersucht, sondern programmatisch sogar konkrete Vorgaben macht, wie ein gutes Leben, trotz objektivierbaren Leids, wie wir eben an dem Resilienzprogramm für die US Army gesehen haben, zu bewerkstelligen ist. Damit wird der Rahmen einer empirischen Wissenschaft verlassen und mit Betrachtungen über die Kriterien eines guten Lebens ergänzt, wie sie in politisch-weltanschaulichen Grundsatzprogrammen zu finden sind. Man kann sich des Eindrucks nicht erwehren, dass sich die Positive Psychologie „Glück um jeden Preis" auf die Fahnen geschrieben hat. Held spricht in diesem Zusammenhang sogar von der „Tyrannei der positiven Einstellung" („*The Tyranny of the Positive Attitude*", Held, 2004, S. 11), der uns die Positive Psychologie aussetze. Sie kritisiert, dass sich Menschen in schwierigen Situationen sogar ganz kontraproduktiv schuldig oder defizitär fühlen könnten, wenn es ihnen nicht gelingt, eine positive Haltung zu entwickeln. Es stellt sich also die Frage, ob es aus gesundheitspsychologischer Sicht tatsächlich um die „Transformation des Leidens ins Erblühen" (*Transformation of suffering into flourishing*, Fosha, 2009) gehen soll. Die Idee, dass wir alle selbstverantwortlich für unser Wohlergehen und Glück sind, mag auf den ersten Blick attraktiv erscheinen. Gerade in Zeiten, in denen vieles, was passiert, außerhalb von Möglichkeiten der persönlichen Einflussnahme erlebt wird, sind Strategien zur Rückgewinnung von Kontrolle eine probate Bewältigungsstrategie (z. B. Frey et al., 2022). Und wenn wir diese Kontrolle dann auch noch dazu nutzen könnten, die Dinge so einzurichten, dass wir damit zurechtkommen und trotz widriger Umstände glücklich und zufrieden sind, dann wäre die Positive Psychologie tatsächlich im Sinne eines gemeinschaftlichen Bewältigungsangebots zu verstehen: Auch wenn wir faktisch nicht alles kontrollieren können, so mag uns allein schon die Idee, am Ende doch zumindest einen kleinen Beitrag dazu zu leisten, Trost spenden. Diese Haltung passt auch zum Thema Selbstoptimierung (z. B. Meißner, 2016) und diversen Anleitungen zum Glücklichsein, die uns in Zeitschriften und in Form von Büchern angeboten werden. Cabanas (2018, S. 254) spricht von einer regelrechten „Glücksindustrie". Überschriften wie „PERMA-Modell: So gelangen Sie zu einem erfüllten Leben" (karrierebibel.de) oder Buchtitel wie „Jeden Tag glücklich: Positive Psychologie für mehr Glück und Lebensfreude!" (Guldenschuh-Feßler & Feßler, 2020) verdeutlichen das Problem: In einer westlichen Kultur, die sich auf Konzepte wie Individualität und Selbstverantwortung beruft, ist am Ende eben auch jeder für sein Wohlergehen selbst verantwortlich. Eine reduktionistische Sicht, die die Rolle sozialer und politischer Faktoren und materieller Bedingungen, wie wir sie im Zusammenhang mit der Gesundheitsungleichheit besprochen haben, für Gesundheit und Wohlbefinden ausklammert und dem Individuum die alleinige Aufgabe aufbürdet. Für Illouz und Cabanas (2019) sind solche Glücksvorstellungen sogar nur ein Vehikel, um uns dem „neoliberalen Ideal der permanenten Selbstverbesserung" (Illouz & Cabanas, 2019, S. 161) immer mehr anzunähern, um besser ins System zu passen (hier begegnet uns wieder die bereits von Huebschmans 1956 geäußerte Kritik). Ihrer Ansicht nach unterliegen wir einem wahren „Glücksdiktat" (Abb. 8.1). Sie führen weiter dazu aus:

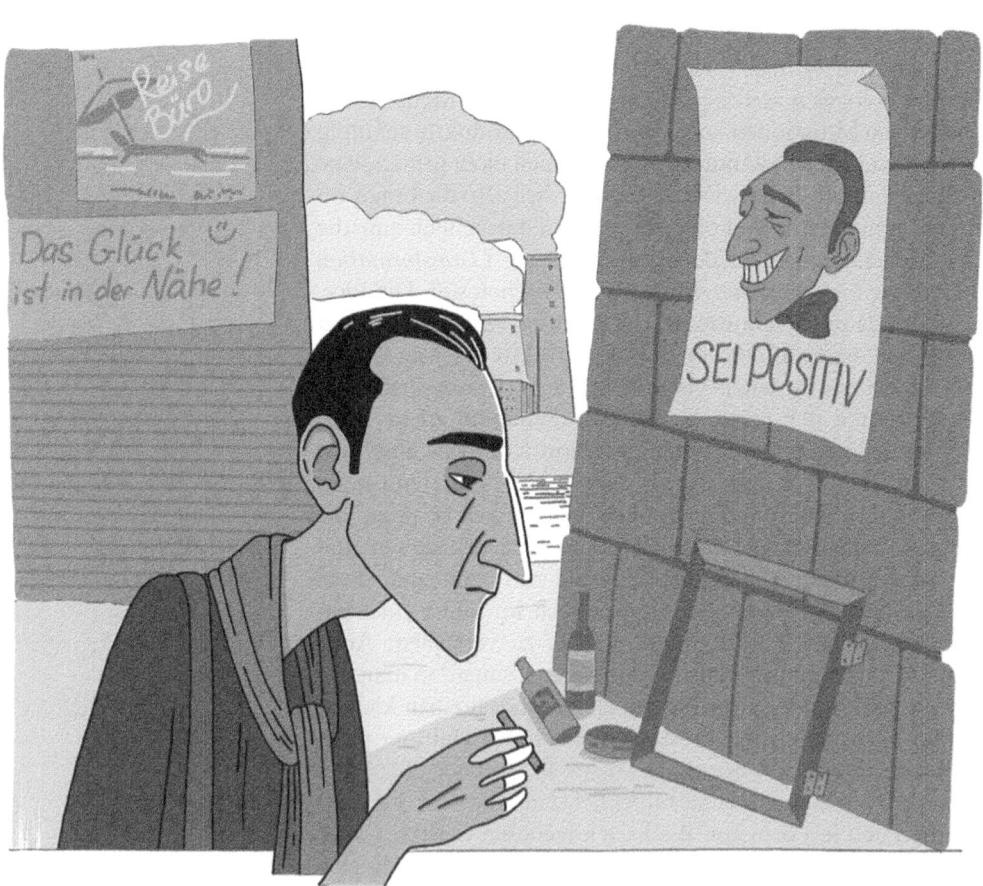

 Abb. 8.1   Sei positiv. Sei glücklich! (© Katharyna Naegler)

dualistischer Werte ließ sich so als objektive psychologische und ökonomische Erkenntnis ausgeben. [...] Keine andere Disziplin hat Glück so eng an den Individualismus geknüpft wie die Positive Psychologie, für die sich beide Begriffe wechselseitig bedingen, ja letztlich austauschbar sind." (Illouz & Cabanas, 2019, S. 68)

8.3 Wohlbefinden und Gesundheit als Lebenskompetenz?

Kein Zweifel: Krankheit schränkt uns ein, Gesundheit befähigt uns. Krankheit verhindert, Gesundheit fördert ein optimales Funktionieren und umgekehrt. Wohlbefinden und Glück, wir haben es eben bereits beschrieben, werden aus Sicht der Positiven Psychologie eher unabhängig von materiellen, sozialen oder gar politischen Verhältnissen gesehen und sind vielmehr allein Ergebnis eines individuellen Unterfangens. In dem Zusammenhang taucht auch häufig der Begriff „Lebenskompetenz" auf, ein Begriff, der von der Weltgesundheitsorganisation (*Life skills*, WHO, 1999) benutzt wird. Lebenskompetent ist demnach die Person, die

- sich selbst kennt und mag,
- empathisch ist,
- kritisch und kreativ denkt,
- kommunizieren und Beziehungen führen kann,
- durchdachte Entscheidungen trifft,
- erfolgreich Probleme löst und
- Gefühle und Stress bewältigen kann.

Lebenskompetenz, so legen es der Begriff und diese Formulierungen nahe, ist eine erlernbare Fähigkeit. Und wer diese Fertigkeiten noch nicht besitzt, der kann sie sich gegebenenfalls aneignen. Ratgeber, Kurse und Coachingangebote dazu gibt es genug. Edgar Cabanas (2018), ein scharfer Kritiker der Positiven Psychologie und der „Glücksbewegung" allgemein, spricht in diesem Zusammenhang vom „Psychobürger". Vor allem aber stellt sich die Frage, so eingängig diese Merkmale von Lebenskompetenz denn auch sein mögen, wer nämlich woran am Ende festmacht, welche Kompetenzen als „Lebenskompetenzen" zu gelten haben und wann sie erfolgreich erworben wurden. Wer spricht hier also wem Kompetenz zu oder ab? Die Psychologie, sofern sie sich als empirische Wissenschaft versteht, kann diese Antwort nicht leisten, da sie im besten Fall nur Verhalten und Erleben beschreiben, erklären und vorhersagen kann, aber keine Auskunft darüber gibt, was denn nun ein kompetent gelebtes Leben ist.

Psychobürger

Die Dichotomisierung einer an der Krankheit und einer an der Gesundheit orientierten Psychologie impliziert, dass wir die Wahl hätten zwischen Krankheiten und Leid auf der einen Seite, Gesundheit und Wohlbefinden auf der anderen Seite. Gesundheit und Krankheit sind aber keine Ausnahmesituationen, die es entweder unbedingt zu vermeiden oder zu erreichen gilt. Sie sind unsere stetigen Begleiter und konfrontieren uns fortwährend mit der *conditio humana* und der „Vielfältigkeit des menschlichen Seins" (Heinz, 2014, S. 351). Krankheiten sind niemandem zu wünschen, Gesundheit dagegen schon. Dennoch: Stellen wir uns nur für einen Moment vor, die Welt bestünde nur noch aus lebenskompetenten und sich wohlfühlenden Individuen, wie sie die WHO definieren würde oder wie es den Kriterien der Positiven Psychologie entspricht. Wäre das dann wirklich das Paradies? Oder wäre es eher die Vorlage für einen Horrorfilm, im dem wir glücklich und alles positiv akzeptierend am Ende womöglich das aufgegeben hätten, was uns zu einem einzigartigen (und kritischen) Menschen macht, der Glück oder Wohlbefinden durchaus erleben kann und will, der aber auch Krankheit und Leid ertragen muss oder gar daran verzweifelt. Mehr noch, wir können in unserer immer wieder neu zu gebenden Antwort auf diese Möglichkeiten und Herausforderungen, die sich uns stellen, geradezu den Sinn des menschlichen Lebens sehen, nämlich

» „… eine der unendlich vielen Seinsmöglichkeiten zu sein und auf diese Weise einen eigenen Beitrag zur allgemeinen Entfaltung des Lebens zu leisten. Also: Jeder einzelne Mensch legt durch den Vollzug seines eigenen Lebens Zeugnis darüber ab, was es heißen kann, ein Mensch zu sein. Jeder einzelne Mensch gibt durch sein Dasein eine einzigartige Antwort auf die Frage nach dem Sinn des Lebens und damit nach der Möglichkeit, in diesem Leben zu Hause zu sein. Zugleich blickt jeder und jede Einzelne von uns von einem ganz eigenen Ort auf dieses Leben und bringt allein schon dadurch einen einmaligen Aspekt dieser geheimnisvollen Ganzheit zum Ausdruck. Alleine schon deswegen ist jeder Einzelne kostbar und unersetzlich. Und vor allem sinnvoll." (von Schirach, 2021, Transkript Minute 14:57–15.43)

8.4 Zum Schluss

Was bedeuten nun diese Reflexionen zum Ende unserer „Einführung in die Gesundheitspsychologie"? Darauf mag schließlich jeder für sich eine Antwort finden. Wenn wir allerdings psychologische Erkenntnisse, Theorien und Konzepte in dem Zusammenhang entwickeln und zielorientiert einsetzen möch-

8.4 · Zum Schluss

ten, dann wäre es von großer Wichtigkeit, dass wir die Gesundheits-/Krankheitsdiskussion so komplex führen, wie es der Gegenstand erfordert. Dazu gehört einerseits die stete Auseinandersetzung mit der Frage nach den Kriterien und Bedingungen für Krankheit, Prävention, Behandlungsbedürftigkeit und Risikoverhalten bzw. Gesundheit, Gesundheitsförderung und gesundheitsorientiertem Verhalten und anderseits die Erkenntnis, dass Krankheit und Gesundheit keine Frage allein der individuellen Einstellung zum Leben darstellen, sondern zwei Konzepte sind, auf die soziale, materielle, kulturelle, politische, biologische und psychologische Faktoren Einfluss nehmen. Die Gesundheitspsychologie ist keine Wissenschaft vom guten Leben, sondern fokussiert sich als empirische Wissenschaft auf die Frage, inwieweit unser Erleben und Verhalten bei der Entstehung und Bewältigung von Krankheiten und bei der Herstellung und Etablierung von Gesundheit Einfluss nehmen können. Dazu gehört dann auch, die intrapersonalen und interpersonalen Funktionen von Krankheit und Gesundheit in den Blick zu nehmen. So sind Krankheiten nicht nur negativ, sondern können von der betroffenen Person auch als individuelle Zäsur, Aufgabe oder gar Befreiung erlebt werden. Zudem haben Krankheiten Einfluss auf unsere sozialen Interaktionen, zu denen dann auch Rücksichtnahme und Fürsorge gehören. Und auch Gesundheit kann intrapersonal ganz unterschiedlich erlebt und empfunden werden, als Gleichgewicht, als Wohlbefinden, als Ressource oder Lebensweise. Auf interpersonaler Ebene wiederum kann die eigene Gesundheit als Geschenk erlebt, die Gesundheit anderer als Ungerechtigkeit oder Anreiz interpretiert werden.

Gesundheit und Krankheit, Pathogenese und Salutogenese sind keine konkurrierenden Perspektiven, sondern zwei Seiten einer Medaille oder, wie es Martin Hafen (2014) ausdrückt:

> „Gesundheit ist ein bio-psycho-öko-soziales Phänomen, was nichts anderes heißt, als dass pathogene Stressoren auf allen diesen Ebenen vorkommen können und dass das Individuum auf all diesen Ebenen Schutzfaktoren aktivieren kann, um sich gegen diese Stressoren zu schützen." (Hafen 2014, S. 104)

Die Aufgabe der Gesundheitspsychologie ist es dann, die eine Seite der Medaille, die psychische, zu betrachten und zusammen mit anderen Disziplinen wie Medizin und Soziologie zu einem interdisziplinären und ganzheitlichen Bild und Verständnis von (objektiver wie subjektiver) Gesundheit und Krankheit sowie unserem Wohlbefinden beizutragen und sich nicht von anderen Interessen instrumentalisieren zu lassen. Die Psychologie, sofern sie ihren Status als Wissenschaft untermauern will, sollte sich davor hüten – und das ist jetzt als normative Prämisse anzusehen, der man zustimmen mag oder nicht – ein Instrument zur Durchsetzung ideologischer Interessen zu sein.

Literatur

Angermeyer, M. C. (2003). Das Stigma psychischer Krankheit aus der Sicht der Patienten – Ein Überblick. *Psychiatrische Praxis, 30*(7), 358–366.

Bal, P. M. (2020). Why we should stop measuring performance and wellbeing. *Zeitschrift für Arbeits- und Organisationspsychologie A&O, 64*(3), 196–200.

Bundespsychotherapeutenkammer (2019). *Homosexualität und Transgeschlechtlichkeit sind keine Krankheiten. BPTK*. Online verfügbar unter https://www.bptk.de/homosexualitaet-und-transgeschlechtlichkeit-sind-keine-krankheiten/. Zugegriffen am 29.10.2022.

Cabanas, E. (2018). „Psychobürger". Oder: Wie man glückliche Individuen in neoliberalen Gesellschaften macht. In E. Illouz (Hrsg.), *Wa(h)re Gefühle. Authentizität im Konsumkapitalismus* (S. 237–267). Suhrkamp.

Fosha, D. (2009). Positive affects and the transformation of suffering into flourishing. *Annals of the New York Academy of Sciences, 1172*(1), 252–262.

Frey, D., Rez, H., & Hehnen, M. (2022). Weimar, Hitler und „die Deutschen" – ein sozialpsychologisches Bedingungssystem. *Psychologische Rundschau, 73*(2), 99–119.

Guldenshuh-Fessler, B., & Fessler, R. (2020). *Jeden Tag glücklich! Positive Psychologie für mehr Glück und Lebensfreude*. Verlag Mensch.

Hafen, M. (2014). *Mythologie der Gesundheit. Zur Integration von Salutogenese und Pathogenese* (3. Aufl.). Carl Auer.

Heatherton, T. F. (2003). *The Social psychology of stigma*. Guilford Press.

Heinz, A. (2014). *Der Begriff der psychischen Krankheit*. Suhrkamp.

Held, B. S. (2004). The negative side of positive psychology. *Journal of Humanistic Psychology, 44*(1), 9–46.

Ho, A. (2004). To be labelled, or not to be labelled: That is the question. *British Journal of Learning Disabilities, 32*(2), 86–92.

Huebschmann, H. (1956). Die soziale Funktion der Psychotherapie. *Acta Psychotherapeutica, Psychosomatica et Orthopaedogogica, 4*(4), 313–325.

Illouz, E., & Cabanas, E. (2019). *Das Glücksdiktat: Und wie es unser Leben beherrscht*. Suhrkamp.

von Kardorff, E. (2011). Systematische Diskriminierung. *Sozial Extra, 35*(11), 39–42.

Meißner, S. (2016). Effects of quantified self beyond self-optimization. In S. Selke (Hrsg.), *Lifelogging: Digital self-tracking and lifelogging – between disruptive technology and cultural transformation* (S. 235–248). Springer Fachmedien.

Schomerus, G. (2009). Steine auf dem Weg – Stigma und Hilfesuchverhalten. *Psychiatrische Praxis, 36*(2), 53–54.

Seligman, M. E. P., & Csikszentmihalyi, M. (2000). Positive psychology: An introduction. *American Psychologist, 55*, 5–14.

Szasz, T. (1978). *Psychiatrie. Die verschleierte Macht*. Fischer.

Von Schirach, A. (2021). Die psychotische Gesellschaft, Vortrag im Rahmen des 28. Wissenschaftlichen Symposiums für Psychotherapie am

05.11.2021 und 06.11.2021 zum Thema Beschleunigung und Entschleunigung. Als Podcast verfügbar unter https://www.deutschlandfunknova.de/beitrag/krise-die-psychotische-gesellschaft-von-philosophin-ariadne-von-schirach. Zugegriffen am 09.11.2022.

Westmeyer, H. (2004). Die sogenannte Krise der psychologischen Diagnostik. *Diagnostica, 50*(1), 10–16.

WHO (World Health Organization). (1999). *Partners in life skills education*. World Health Organization, Department of Mental Health.

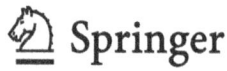 **Springer** springer.com

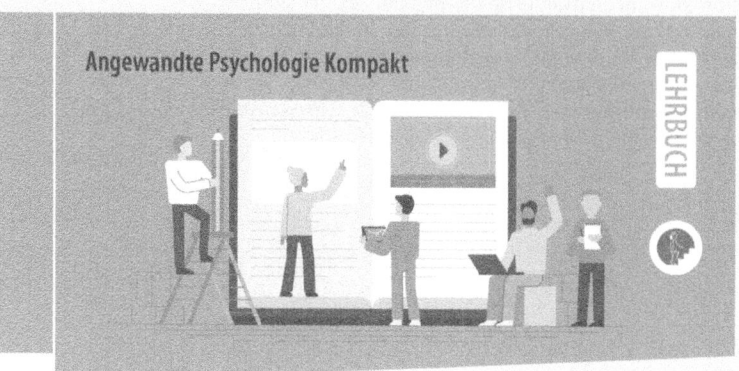

Peter Michael Bak

Wahrnehmung, Gedächtnis, Sprache, Denken

Allgemeine Psychologie I – das Wichtigste, prägnant und anwendungsorientiert

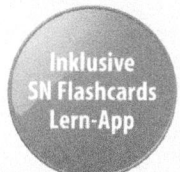 Inklusive SN Flashcards Lern-App

MOREMEDIA 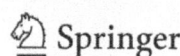 Springer

Jetzt im Springer-Shop bestellen:
springer.com/978-3-662-61775-5

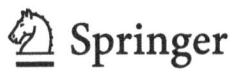 springer.com

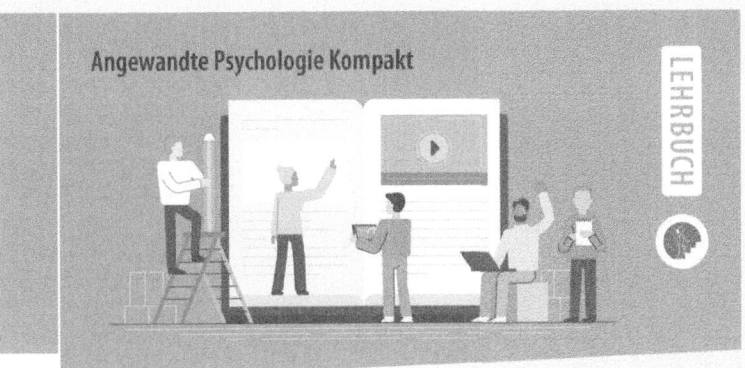

Peter Michael Bak

Lernen, Motivation und Emotion

Allgemeine Psychologie II –
das Wichtigste, prägnant
und anwendungsorientiert

EXTRAS ONLINE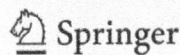

Jetzt im Springer-Shop bestellen:
springer.com/978-3-662-59690-6

SPRINGER NATURE

GPSR Compliance

The European Union's (EU) General Product Safety Regulation (GPSR) is a set of rules that requires consumer products to be safe and our obligations to ensure this.

If you have any concerns about our products, you can contact us on ProductSafety@springernature.com

In case Publisher is established outside the EU, the EU authorized representative is:

Springer Nature Customer Service Center GmbH
Europaplatz 3
69115 Heidelberg, Germany

The manufacturer's authorised representative in the EU is Springer Nature Customer Service Centre GmbH, Europaplatz 3, 69115 Heidelberg, Germany. If you have any concerns regarding our products, please contact ProductSafety@springernature.com

Printed and bound by CPI Group (UK) Ltd, Croydon, CR0 4YY

25/03/2026

02078187-0020